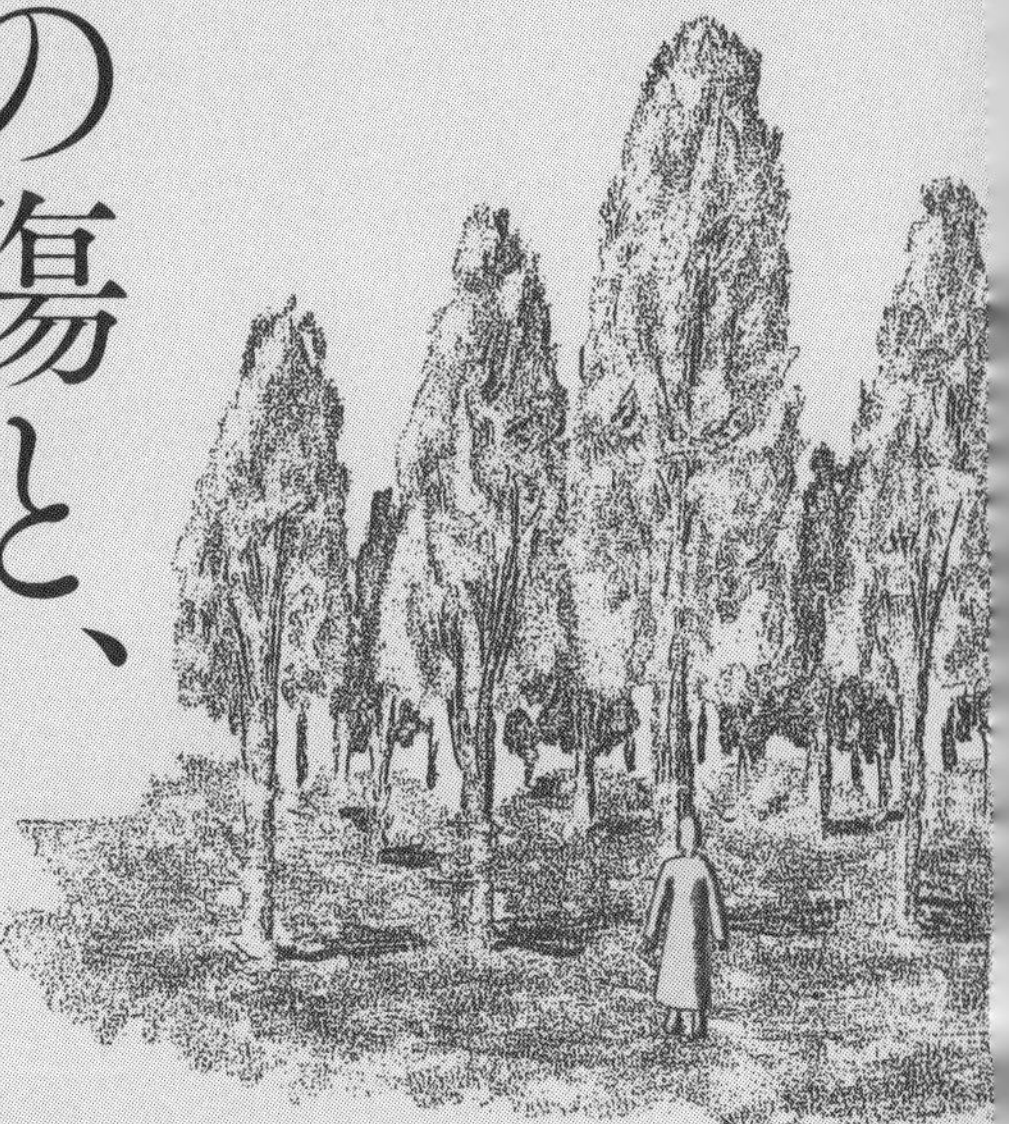

心の傷と、ともに生きていく

複雑性PTSDを乗り越えるために
私がしてきたこと

羽馬千恵

花伝社

心の傷と、ともに生きていく——複雑性ＰＴＳＤを乗り越えるために私がしてきたこと◆目次

はじめに

私は、もともとは大学で野生動物を専門に研究していましたが、子ども時代に親から虐待を受けた後遺症で、「複雑性ＰＴＳＤ」という深い〈心的外傷〉に長い年月、苦しんできました。5年前に『わたし、虐待サバイバー』（ブックマン社、２０１９）を出版しました。この本は、虐待の後遺症について、自身の体験をもとに、できる限り他の子ども時代の虐待を生き延びた者（以下、虐待サバイバー）にも汎用性がある形でまとめた、症例報告としての手記です。

私の前著を読んでくれた多くの虐待サバイバーから、「自分の症状とよく似ていて、自分の苦しさや生きづらさは虐待の後遺症だったと初めて気が付いた」という感想の声や、精神科などの支援者からも、「複雑性ＰＴＳＤという診断基準だけでは理解することが難しい病についての非常に分かりやすく描かれていて、とても参考になった」という声が届きました。

あれから5年が経ち、この問題について私は、次に何をやれるのかをずっと考えてきました。

この間、ひとつ大きな違和感として、私自身が精神医学の中でのカウンセリングや、ＳＥ

（ソマティック・エクスペリエンシング）、眼球運動によるEMDRなどのトラウマに特化した特別な「トラウマ治療」への疑問を抱くようになっていました。「トラウマ治療」という言葉が治療者の間でも、当事者の間でも、ひとり歩きしてしまっているように見えて、精神科医療の現場で「特別なトラウマ治療」を受けないと心的外傷後ストレス障害（虐待の後遺症である複雑性心的外傷後ストレス障害を含む）は治らないかのような錯覚を、支援者や当事者たちが抱いているように感じていたのです。

何だか幻想を追いかけているようにも見えて、人の「心の傷」が癒されるとは、果たして治療者による治療だけが唯一の解決策なのだろうか、と思うようになっていました。「人の心は、人の中でしか癒されない」という専門家たちの意見に、私は当事者として、ちょっと違うのでは？　と思うようにもなっていたのです。

例えば今、私は子ども時代から大好きだった自然や生き物に、日々癒されて暮らしています。絵を描くことが好きで、大好きな絵を描くひとりの時間で「心の傷」が癒される人もいるでしょう。つまり、医療の中の治療と異なり、心の癒しとは、「個別性」がとても大きいものだと思うのです。そして、医療でのトラウマ治療とは、非日常であり、あった方がよりベストだけれど、それよりももっと大切なものは、その人の「暮らしの中での癒しがあること」なのではないか、という結論に至りました。トラウマの癒しは必ずしも「人」だけではなく、医療の特別な「トラウマ治療」だけが唯一の答えではない、と近頃の私は思うのです。

また、コロナ禍の4年間は、これまでの人生で考えたこともなかった色々なことを考える大きなきっかけになりました。日本という国や日本人としての大切なアイデンティティのようなものが消えていく、薄れて終わっていくという焦りのような感覚に漠然と襲われるようになって、何か日本人として生きてきた証を残さなければならない、何とか日本人が亡ぶことだけは阻止しなければならない、そんな焦燥感に駆られるようにもなっていました。

そういうことをこの5年、ずっと考えてきた結果、私が次にやれることのひとつの答えがようやく出たように思います。それは、〈心の傷を癒す〉とはどういうことかを私なりに捜し求める旅をし、それを記録して、みなさんに報告することです。

その結果、〈心の傷を癒す答え〉の一つは、日本人が失ってきたものの中にあるのではないかと思うようになりました。日本人が失ってきたものとは、科学の発展とともに、人間が社会を合理的・効率的にし、その便利さと引き換えに、文化や自然という「無駄」を暮らしの中からとことん排除してきたことではないか、という結論に至っています。

文化や自然という「無駄」とは、心の栄養です。その心の栄養を排除した社会で、心に傷を負った人々は、心が癒されるものが暮らしの中でどんどん少なくなっていった結果、「心的外傷」からの回復を、その人の暮らしではなく医療の中にだけ追い求めるようになっていったのではないか。そのため私の中では、私が大学時代に学んだ野生動物の世界と、お金にならない「無駄」として排除していった自然や文化は、「心的外傷」と深く関連したテーマとなっています。

私自身が子ども時代に虐待を受け、大人になってからもう20年以上という長い年月、複雑性PTSDという、精神科でも難病中の難病といっても過言ではない重度の病に苦しんできました。ですからこの本では、児童虐待の実態や虐待サバイバーに多い後遺症である複雑性PTSDを取り扱っています。しかし、今の時代は、「心の傷」を抱えていない人など一人もいないような世の中です。昨今、日本でも児童虐待が増加の一途を辿り、社会問題として大きく取り上げられることが増えています。また、日本の若者の自殺率の高さも深刻で、厚生労働省の発表によると、日本の15〜34歳の死亡率の第1位は自殺です。一般的に、中高年世代と比べて、若い世代は病気による死亡率が低いため自殺と事故による死亡率が高くなる傾向にありますが、世界と比較して、日本の若者の自殺率は先進国の中で最も高いのです（『平成30年版自殺対策白書』厚生労働省）。

自殺に至る要因は多岐に渡るとはいえ、児童虐待やいじめ、職場のパワハラなどによる「心的外傷」が大きな要素を占めていることは、間違いないでしょう。

今後の日本は、〝一億総PTSD〟の時代が到来し、トラウマの時代へ突入していくだろうと思っています。このため、虐待サバイバーに限らず、「心の傷」に苦しんでいる多くの日本人に、少しでも回復へのきっかけになることを祈って本書を書きました。

後に詳しく述べますが、児童虐待など長期にわたる反復的な被害による心的外傷（トラウマ）が、従来の震災やレイプなど「単回性PTSD」とは別の「複雑性PTSD」という病気だとWHOの国際疾病分類によって認定されたのは2018年6月のことで、今からまだ数年前のことです。今なお、アメリカ精神医学会が出版している精神疾患の診断基準・診断分類「DSM-5」（2013年）では、複雑性PTSDは採用されていません（2021年7月時点）。

日本でも児童虐待の増加に伴い、複雑性PTSDは確実に増加しているでしょうが、医療がその実態に追いついていないように感じています。現在、日本の精神科での治療は、生物学的精神医学に基づいています。簡単に言えば、心の病気は脳の病気だから、例えば脳に不足している物質によって精神疾患が生じているのであり、不足している物質を補うために化学の薬を患者に投与していけば病気が治るという考えで、これに基づいた薬物治療が主流となっています。このため、心の傷から生じるPTSDにおいても、心のケアなどカウンセリングのできる精神科医や治療者が非常に少ないという実態があります。

PTSDは基本的に化学の薬では治らないとされていますから、日本の精神科が薬物治療主流であることや、そもそも精神科医が患者さんの児童期の成育歴と絡めた診断すら適切にできないことにより、児童期の虐待による複雑な心的外傷に焦点を当てた治療が、今でもほとんどの精神科病院でなされていないのです。また、業務多忙の中、精神科医が一人の患者さんに費やせる時間が少ないという側面もあり、優秀な精神科医であっても、〝5分診療〟にならざるを得ない病院も少なくないという現実もあります。

心的外傷にしても、虐待の後遺症にしても、カウンセリングなど時間をかけて治療に当たることがそもそも現時点でできていない日本の精神科医療では、薬物治療ができない病気を抱えている心的外傷の患者や虐待サバイバーは、最も対応が難しい患者と言えます。このため、精神科医からは非常に厄介な患者として扱われることが多く、精神科で治療を放棄されるケースも珍しくありません。


この20年の日本の精神科医療は、〝発達障害ブーム〟となってきましたが、昨今の児童虐待の増加や凄惨な学校でのいじめ、職場でのパワハラなどが多い日本では、これからは心的外傷(トラウマ)への治療が主流の時代へと突入していくと私は予想しています。

しかし、すでに述べたように、複雑性PTSDをきちんと治療できる精神科医が日本ではまだ少なく、医学部の教授がそもそも薬物治療を主流にしており、医学部教育でもカウンセリングやトラウマ治療について医学生が学ぶ機会がない実態があります。また、海外である程度、治療法が確立されてきているEMDR(眼球運動による脱感作と再処理法)やSE(ソマティック・エクスペリエンシング)、トラウマフォーカスト認知行動療法(TF-CBT)などのトラウマに特化した治療をしようにも、一人の患者に対し時間がとても多くかかったり、現時点（2024年1月）では保険対象外の治療が多く、高額なため患者が治療を受けられないといった課題もあります。

精神科医だけが治療をするのではなく、精神科スタッフ全体で、一人の患者さんにチームで対応ができればいいのですが、マンパワー的にそれが不可能な精神科病院の方が多いという実情もあります。

今後の日本の精神科は、こうした日本社会が抱える重大な事態に対し、どう対応していくのか。精神科医療を含め、日本は今、「心の傷をどう癒すか」という大きな過渡期にきていると私は思います。

私は専門家ではありませんから、この本ではトラウマを抱えた当事者として、私なりのトラウマをどう乗り越えるかという智慧を書かせて頂きました。

この本が多くの「心の傷」に苦しむ方の一助となれば、著者としてこれほど嬉しいことはありません。

令和6年11月20日

第1章　虐待の後遺症とは

複雑性ＰＴＳＤとの出会い

私が複雑性ＰＴＳＤという病名とはじめて出会ったのは、２０１８年6月のことです。当時私は、自分自身が子ども時代に親から受けた虐待によって、17歳から35歳になるまで精神科の閉鎖病棟などを転々と入院し、15名もの精神科医を渡り歩いてきたのに病名が確定しなかった激しい精神的な病状が、児童期の虐待の後遺症ではないかと思い始めていました。

日本では２０００年に児童虐待防止法が制定されて以降、子どもの虐待といえば、虐待を未然に防止したり、虐待を今まさに受けている子どもたちをいかに救出するかという視点のみが専門家の間でも世間でも注目されてきました。しかし、虐待を受けて生き延びた大人についての後遺症は、成育歴の聴き取りがあっても、精神科医療さえも全くといって理解も注目もしていない実態がありました。しかしながら、児童期の虐待は、成人し虐待する親から離れて安全な環境で暮らすようになったからといって、それで一件落着とはいきません。そのことを成人後15年の歳月の中で薄々と自覚できていた頃、私は複雑性ＰＴＳＤという病名とはじめて出会ったのです。

心に深い傷を負った人の病名として、ＰＴＳＤ（心的外傷後ストレス障害）という言葉は、みなさんもテレビなどで一度は耳にしたことがあるのではないでしょうか。実は、虐待など長期・反復型の被害にあった人は、一度限りの被害で生じる単回性のＰＴＳＤ（心的外傷後ストレス障害）と区別して、複雑性ＰＴＳＤ（複雑性心的外傷後ストレス障害）という新たな病名がつけられます。複雑性ＰＴＳＤは、ＷＨＯが発行する国際疾病分類ＩＣＤ-11（最新版）に採用され、２０１８年6月に公表されたのです。

発達障害や適応障害、うつ病など様々な病名を医師から告げられても、何だかしっくりこなかった私は、「私の病気はこれだ‼」と思いました。長い年月一人で苦しんできた病名が判明したことに、私の中でようやく納得できる答えが見つかったような喜びを感じました。20年近く病名すら判らず、自分の頭がおかしいのではないか、自分が悪いのではないかと自責の念で苦しみました。周囲からも病気だと理解されず、私の性格異常とされてきたわけですから、病気そのものの辛さに加えて、自分の存在を自分でも肯定できず他者からも肯定されないという二重の苦しみでした。虐待の後遺症の病名が国際疾病分類で複雑性ＰＴＳＤだと公表されたことで、当然、そういう病気があるのだと認識をもつ精神科医も増えました。すると医師からも理解されやすくなったのです。

また、同じ病気で苦しんできた他の虐待サバイバー当事者たちとも、病名があるだけで、同じような症状で苦しんでいることを共有できるようになりました。自分だけではないのだ、自分が悪いわけではなく、この病気の理解が日本は特に遅れていたのだと思えただけでも、随分と精神的に楽になったことを覚えています。

誰からも理解されなかった児童虐待の心の傷

私は1983年生まれの、児童期の虐待を生き延びた虐待サバイバーです。前作『わたし、虐待サバイバー』（ブックマン社）では、私の35年間の半生を描きました。子ども時代の親からの虐待を生き延びて大人になり、虐待環境から逃れられた成人後も一件落着ではなく、そこから虐待の後遺症に苦しみました。精神科を受診して成育歴の聴き取りがあっても、15名もの精神科医に虐待の後遺症だと理解されず、当然、社会人になってからも精神疾患の知識のない一般の方から、病気ではなく性格異常とされ続け、大変長い年月、辛い暗黒の時代を過ごしてきたことを詳しく述べました。

前著では、私が0歳の時に両親が離婚し、その後、母方の祖父母の家で5歳まで愛情いっぱいの温かい家庭で育てられた後、５歳の時に母が義父と再婚したことを契機に、義父から身体的虐待や心理的虐待、性的虐待を受ける過酷な子ども時代を過ごしたことを紹介しました。また、多くの虐待家庭でよく起きる現象として、経済力のなかった母が義父のＤＶ（ドメスティック・バイオレンス）から逃れられず、義父による私への虐待をかばえなくなっていき、次第に母までも私をネグレクト（育児放棄）していったことも描きました。中学生になった頃には、母が再び離婚・再婚をし、新しい義父によってさらなる虐待を受けたり、義父が母に私の目の前で暴力をふるう「面前ＤＶ」という虐待も受けました。

高校生くらいから精神をひどく病むようになり、高校は中退。大検（現在の高卒認定）を取り、奨学金を借りて何とか実家のある兵庫県から北海道の国立大学へ進学することで、虐待環境から私は逃げることができました。しかしながら、安全な環境に逃れられてから、のちに複雑性ＰＴＳＤだと判った精神の重い病に罹患し、自殺未遂するくらい重度だったため、20代から30代前半の若い時代に入院を繰り返し、精神科の閉鎖病棟の保護室に隔離されていました。

大学を無事に卒業して社会人になってからも、安定した職も失うほど、重度の虐待の後遺症にのたうち回る人生を送りました。前著の内容は私の個人的な話ではありますが、子ども時代に虐待を受けた人によくある典型的な病状で、赤の他人を親だと勘違いして依存し振り回してしまう愛着障害や、子ども時代に抑圧していた怒りや憎しみが自分の中で攻撃人格として存在したり、子ども人格など多数の別人格がいる解離性障害（いわるゆる多重人格）で日常生活や人間関係に非常に困難をきたしてしまうことの連続が描かれています。また、こうした重度の精神の病であるにもかかわらず、日本の精神科医にその理解がなく、精神科病院でも職場や友人からも病気ではなく性格の問題とされ、孤立していく実態も描きました。

成人後に虐待の後遺症を患い、医療者からも世間からも誤解されて二次的な被害に遭うこうした虐待サバイバーは私だけではなく、児童虐待を生き延びた虐待サバイバーに非常に多いという実態も、前著で監修としてかかわっていただいた精神科医の和田秀樹医師との対談を通じ世間に伝えさせて頂きました。前作は、虐待サバイバーにとって汎用性の高い精神医学の本にもなっていると思います。

「虐待は、終わってからが本当の地獄である」

私は成人後の虐待の後遺症について前作でこう語りましたが、今、まさに児童虐待を受けている子どもたちにしたら、この言葉は絶望的なくらい残酷でしょう。しかし、複雑性ＰＴＳＤという虐待の後遺症は、１９８０年代のアメリカではジュディス・ハーマン博士（当時ハーバード大学准教授）という心的外傷の権威によって提唱されていましたし、２０１８年にはＷＨＯが発行する国際疾病分類にもこの病名が採用されることが公表されました。複雑性ＰＴＳＤは、その人の一生涯を壊滅させていくほど、重度の病として存在するのです。自殺率も非常に高いと言われています。

当然、児童期に虐待を受けた人も、その被害には程度差がありますし、心的外傷になりやすい人もいればなりにくい人もいるなど、個人差もありますから、すべての人が「虐待は、終わってからが本当の地獄である」という言葉が当てはまるかどうかはわかりません。しかし、多くの虐待サバイバーと出会ってきた私の印象では、どの虐待サバイバーも大人になって虐待環境からはもう逃れられて安全なのに、虐待の後遺症に何十年と苦しんでいる人が多いことも事実だと感じています。そして、精神科医や精神科の医療スタッフ、友人や職場の周囲の人たちから病気だと認識してもらえず、異常な性格の問題だとされ、理解者が周りに一人も現れない年月の長さが、病気そのものよりもはるかに地獄だったかもしれません。

一般的に虐待の後遺症などの心的外傷だけでなく、「目に見えない」心の病というものは、他者に理解されにくい傾向があります。心の病である心的外傷（虐待の後遺症を含む）が、なぜ他者に理解されにくいのか、私の北海道でのある体験から、人間には心が通じ合える人と、そうでない人がいるというお話からさせてもらいたいと思います。

熊撃ちの名人だけに通じた心的外傷

今から10年以上前の、北海道のある田舎街で暮らしていた時の出来事です。そこには、エゾシカやヒグマなどを狩猟するハンターで、熊撃ちの名人がいました。そのハンターさんと知り合いだったのですが、ある日、「民家に出てきたヒグマを人命の危険があったため、有害駆除した。見に来ないか？」と連絡を受けたのです。めったにない出来事だったので、急遽、現地へと車を走らせました。到着すると３００キロはある大きな雄のヒグマの遺体が軽トラックの荷台からはみ出そうになりながら横たわっていました。解体まで手伝わせてもらい、肉も分けてもらいました。この時、新鮮なヒグマの肉を初めて食べました。本州出身の私にとって、ヒグマの肉は北国の味でした。

このハンターさんのご家族は面白いことに、家族ぐるみでエゾシカやヒグマの猟をしていました。ヒグマは当時、それほど多く駆除されていなかったのですが、数年に一度はこの村の民家に出てくるため、人命優先で駆除されていました。この一家が面白かったのは、クマを「食料」と認識していて、クマを解体している最中、ひたすら、夕飯の話で盛り上がっていたことです。なんだか、自然観が狩猟採集民族のエスキモーやイヌイットのような一家で、自然からかけ離れて生きていることの多い現代の日本人の中にも、面白い方たちがいるのだなぁと、私は非常に興味深く感じていたのです。

このヒグマの遺体を乗せたトラックは道路脇に置いてあったので、村の住民だけでなく、札幌方面から走行してきた車もヒグマの遺体に驚き、たくさんの車が停止し、人が降りてきて人だかりができていました。札幌方面から来た人のなかには、「可哀想に……」と手を合わせ、辛そうな顔をする人もたくさん見られました。しかし、そのすぐ真横でこの村の人々は、久々に分けてもらえるご馳走に、舌なめずりをしているのです。この都会と田舎の野生動物に対する感覚の違いを、可笑しく思ったものです。

同じような光景を以前、テレビで観たことがありました。海岸に打ちあがったクジラを必死で救助し、海へ戻している場面で、マスコミの記者からインタビューをされた若い女性が、「可哀想ですね。何とか助けてあげたいです」と言っている傍で、地元のおばあちゃんが包丁とバケツを持って、「これ食べちゃいけないの⁉」と驚いた顔で言っていました。思わず笑ってしまいましたが、昔は海岸に打ちあがったクジラを海からの恵みとして食べていた風習が、現代では、自然保護や動物愛護という価値観に変わってしまっているのを目の当たりにした例です。

もちろん、動物の命を可哀想だと思う気持ちは人として当然の感情であり、私は間違いだとは思っていません。しかし、自分も含め現代人は、本当の意味で自然と関わることなく生きているのだと思います。昨今、全国的に野生動物が増加して農業被害が出たり、私が暮らしていた人口200万都市の札幌でもヒグマが多数出没して人命に危険がおよぶ等、様々な問題が発生しています。私たちがそれらを解決できずにいるのは、現代人が自然との関わり方を失ってしまったためなのかもしれないと思うのです。狩猟民は人と自然との関わり方の答えを持っているのではないか。そんな気がしてならなかった体験です。

さて、私はこの頃、まだ虐待の後遺症である複雑性PTSDが急性期で、誰にも理解されずに孤立し、非常に辛い時期でした。しかし、この熊撃ちの名人だけには、私が虐待の後遺症で苦しんでいることが伝わったのです。

この熊撃ちの名人は、若い頃から何十頭とヒグマを撃ってきた一流のハンターでした。北海道では年々、ヒグマの個体数が増えていて、人命に関わる大きな問題となっています。実は、ヒグマを撃つことができる高い狩猟技術をもったハンターは非常に限られており、ハンターの高齢化と共に、ヒグマを撃てるハンターも減少しています。エゾシカなら、弾が急所から外れて手負いにして逃がしてしまっても、人間側に危害が及ぶことはありませんが、ヒグマは一発で仕留めず手負いにすれば、ハンターの命がありません。そのくらい高度な狩猟技術が求められるのです。

この熊撃ちの名人は、熊を発見すると、風を読み、地形を読み、ヒグマの行く先を読んで、ヒグマより先回りして待ち伏せして撃つと私に説明してくれました。ヒグマが自分の方へまっすぐに走ってくるのを待ち構えて撃つというのです。しかも、弾は心臓を目がけて1発のみ。無駄に弾を乱射したりはしないのです。ヒグマの解体を手伝わせてもらった時、弾がヒグマの心臓から本当に出てきました。見事としか言いようがない腕前です。また、この熊撃ちの名人は、自分の村にはいまヒグマが何頭いるかをおおよそ把握していました。研究者のように捕獲して個体識別をするための発信機など付けずに、目視だけでヒグマの個体の違いを見分けているということです。

　この頃、まだ虐待の後遺症が急性期で、あちこちでトラブルを起こし、良い精神科医にも巡り会えず、自分の病名や激しい症状の原因すらよく解っていなかった私には、誰一人、理解者がいませんでした。ところがこの熊撃ちの名人だけは、私が詳しい事情を一切話さなくても、私を見抜き、理解してくれたのです。

　ある日、唐突に言われました。「あなたは、何もおかしくありません。愛情に飢えているだけで、あなたを全身全霊で受け止めてくれる存在が必要です」と。

　私は、追い詰められていた感情が溢れ出て、大粒の涙を流してむせび泣きしました。なぜ理解されたのか、この時はわからなかったのです。だけど、今になってその理由がわかった気がするのです。

　熊撃ちの名人は、卓越した感受性をもって、私を人間という生き物として見ていたのではないでしょうか。愛情に飢えた人間が当たり前の行動をしているだけで、全くおかしくない、と感受性から見抜いたということだと思います。人が通じ合うものは、言葉という「知的」な理解力だけではないことも、今ならわかるのです。

　人間は本来、言葉だけでなく心と心で通じ合い、群れで生きていた動物だったのではないでしょうか。人類は、便利な言葉や文字を得た代償として、感受性が衰え、失ってしまった能力がたくさんあったのではないか。そんなことを熊撃ちの名人との出会いから学んだ、という体験談です。

人間の理解力は2つある

人間には、「知的」な理解力と「情的」な理解力の２つがあると述べたのは、数学者の岡潔です。岡潔は、次のように述べています。

人の悲しみなどというものを、知的にだけわかったのでは困ります。その中間のものですと、非常に広いのですが、いつも挙げる例ですが、秋の日射しがわかる、その趣がわかる、その深々とした趣がわからなければならない。このほうには、深さにきりがないのです。これは、情的にわかるということですね。知的にわかるのを「理解する」というなら、情的にわかるのは「情解する」とでもいえばよいわけです。

『情緒と日本人』

頭で「知的」には通じる人とでも、心と心で「情的」に通じ合えないということは、人間同士ではよく起こる現象です。心がある優しい人という表現を私たちはよく使いますが、その人に「心がある」という状態も、実は非常に多様なのだと私は思うのです。

例えば、私個人の体験では、日本の医師の多くは、「心の深さ」があまりないように感じてきました。患者としての辛さや苦しみ、複雑で繊細な心境というものが伝わる医師との出会いがあまりに少なかったからです。「深い心」は誰しもがもっているものだと思います。しかし、その「深い心」の領域に広がりがあるかないかという点では、日本の医師の多くは、広がりがあまりないように感じることが多かったのです。

私は虐待の後遺症で何十年と深海で溺れていたから、「深海魚」についてはよく知っている。でも、深海で溺れたことがない人には、その「深海魚」が「情的」に理解することが難しいのだと感じます。医師も、複雑性ＰＴＳＤの診断基準があれば「知的」には理解ができても、「情的」に虐待の後遺症を理解することは難しい。人は、自分が理解できないものに遭遇すると、どう反応すればいいか解らなくて困ると感じるから、そこから逃げます。当然、私も同様です。

心のバカの壁

私は、人間には誰しも「浅い心」と「深い心」があると感じています。そして、人間が苦しむのは「深い心」の領域だと感じています。だから、人間には必ず、「浅い心」が必要です。「浅い心」とは、今日は天気が良くて気持ちがいいとか、春になって桜の花を観て、何だか気分がとても嬉しいとか、友達とくだらない話で大笑いして、辛かった悩みがスッキリして気分転換になったとか、日常の何気ないことで満たされるものです。これがなくて「深い心」だけの人は、自殺するしかなくなると私は感じています。

おそらく人は、自分の「心の領域」とよく重なり合う人と「情的」に通じやすいのだと思います。また、前述した熊撃ちの名人のように卓越した感受性の高さをもっている人は、言葉で詳細を説明しなくても「情的」に通じやすく、相手の心を瞬時に捉えることができる。熊撃ちの名人は「心の領域」が一般の人より広かったために、私のそれを捉えることができた。以心伝心が成り立つ人というのは、自分の「心の領域」とよく重なり合う人や、感受性が非常に高く、「心の領域」が広い人だと思います。

解剖学者の養老孟司さんは大ベストセラー『バカの壁』（新潮社）の中で、「話せば分かるは間違い」として、「知的」な理解力という「脳」の中で生じる「バカの壁」を論じましたが、この「脳」の中で生じる「バカの壁」だけでなく、人間には、「心」で生じる「情的」な理解力にも「バカの壁」があると私は思います。養老孟司さん風に言うなら、「情（心）で伝わるは間違い」みたいな表現になるでしょうか。

「心のバカの壁」は、人と人との間で「心の領域」がどれだけ一致しているかどうかで、「壁」が生じると思います。一方、熊撃ちの名人は感受性が高く、一般の人より「心の領域」が広かったために、私の心の領域を捉えることができ、「心のバカの壁」が生じなかったのでしょう。

日本の医師の大半と、児童虐待サバイバーとの間で考えてみますと、この「心のバカの壁」が半端なくある気がしているのです。医師も「知的」には、診断基準と虐待サバイバーの患者の症状を照らし合わせて心的外傷や虐待の後遺症を理解できても、複雑性ＰＴＳＤという心の病は、感性が高く「情的」な理解力が高くないとよく解らないものだからです。先ほど紹介した岡潔の言葉で説明するなら、秋の日射しの、その深々とした趣がわからなければ、虐待の後遺症（複雑性ＰＴＳＤ）を「情的」に理解することが難しい。心の傷からくる病というものは、この秋の日射しのように、深さにきりがないものだからです。

だから私は、日本の医療界に「心的外傷」の答えを捜し求めても、医者と患者の間にそもそも大前提として「心のバカの壁」があり、理解してもらうことは徒労に終わることが大半ではないかと感じているのです。

浅い心の領域を広げる大切さ

心的外傷を抱えた人の心の癒し方は後の章で詳しく述べますが、「心のバカの壁」というものので心の傷の癒しを考えるならば、「浅い心」の領域を広げることが大切ではないでしょうか。

私は児童期の虐待の被害者として、成人して虐待環境から逃れられた後も、長い年月、心の病に苦しみました。ある程度回復してきた今、過去の自分を振り返って、なぜあれほど重度の鬱状態から抜け出せなかったのか、なぜ何か楽しいことをして気分転換をしようにも全くできなかったのかということを考えますと、私には若い頃、「浅い心」の領域がとても狭かったのではないかと思うのです。虐待サバイバーは子ども時代に「深い心」の領域ばかりが広がって、「浅い心」の領域が狭い大人になってしまっているように感じます。「浅い心」の広がりが成育の中で育たなかったことで、気分転換が下手で、視野狭窄になってしまうのではないかと思うのです。

虐待サバイバーの心が深海に沈んだままでちっとも浮上してこない一因は、浅瀬の領域がとても狭いために生じていると思います。例えば、「この映画、面白いから観て気分転換しようよ」と言っても虐待サバイバーが無反応なのは、映画を観て楽しむという、心の浅い領域が存在していないからです。子ども時代に、映画を観て楽しかった！　辛いことがあって落ち込んでいたけど気分転換できた！　という体験が一度もないために、本来はあるはずの心の浅い領域が存在していない。

だから私は、今からでも、「浅い心」の領域を一生懸命、自分で広げることを意識的にやっています。「浅い心」の領域とは、気分転換できる趣味がどれだけ多いか、とも言い換えることができます。心の広がりと深さはどちらも、人間にとって非常に重要なものなのだと思います。

虐待サバイバーや心的外傷で苦しんでいる人にとって、病気が急性期で鬱が酷いときは、「浅い心」で楽しむことは難しいと思います。でも、ある程度病気が回復してきたら、「浅い心」を意識的に自分で広げていった方がいいと思います。深海に落っこちてもまた浮上しやすいのは、「浅い心」の広さがある人だと思うからです。

「虐待の後遺症」とはどんな病気か?

児童期の虐待の後遺症は、成人後に様々な精神疾患を引き起こします。しかし、そのほとんどが二次障害として顕在化したものだと私は思います。図1のように、複雑性PTSDを起因として多くの精神疾患が生じている状態です。

この二次障害には、うつ病、双極性障害、解離性障害(解離性同一性障害も含む)、精神科医の杉山登志郎氏の指摘する、児童虐待を起因とし発達障害に類似した症状を呈する発達性トラウマ障害、境界性パーソナリティ障害(自己愛性パーソナリティ障害など他のパーソナリティ障害を含む)、適応障害、強迫性障害、愛着障害、薬物依存(アルコール依存症やギャンブル依存症などのその他の依存症も発症あり)、摂食障害、そしておそらく統合失調症も含まれると思います。統合失調症は、脳の脆弱性が発病の要因の1つと言われていますが、生まれつきストレス脆弱性がある方は、虐待が要因で統合失調症の発症リスクも高まると思います。

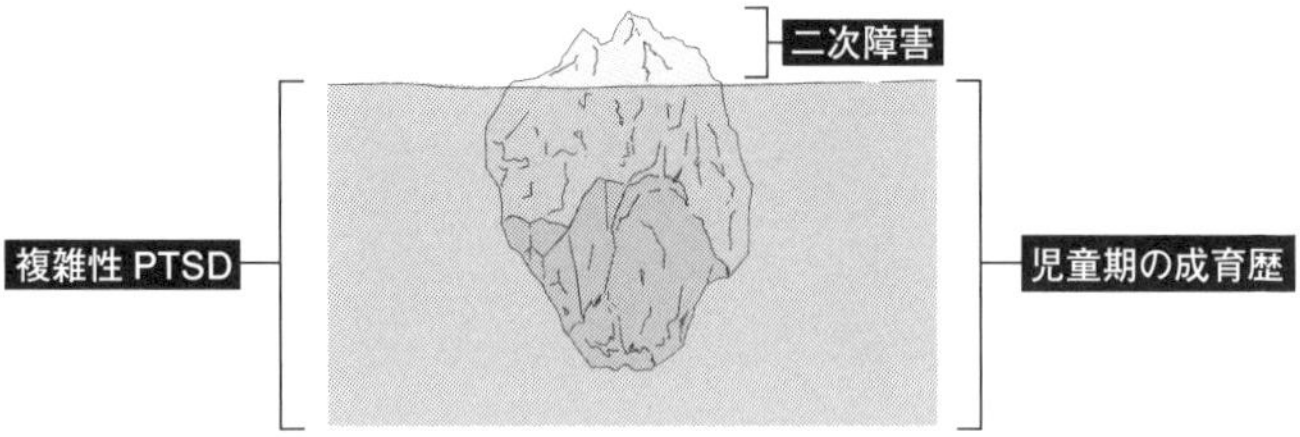

図1　虐待の後遺症

これらのあらゆる精神疾患は、図1に示したように、氷山の一角として顕在化したものでしょう。虐待サバイバーは、児童期の成育歴の中で虐待という長期にわたる反復的な被害体験をもち、複雑性ＰＴＳＤがあらゆる病気のベースにあるという状態です。しかし、精神科で氷山の下にある複雑性ＰＴＳＤという原因は注目されず、この二次障害だけが診断されるケースが多いように感じています。

そして、私自身の経験や、多くの虐待サバイバーと接してきた経験から、この二次障害は1つだけ発症しているわけではなく、複数同時に発症し複雑な病態に罹患しているケースが多いように感じます。そのために、精神科医が代わる度に別の診断名が付記されていくという虐待サバイバーにありがちな現象が起きているのだと思います。

また、二次障害だけでなく、虐待サバイバーに特有の心理状態も病状の真相を見えにくくしていると思います。例えば、虐待サバイバーはＡＤＨＤや双極性障害の躁状態といった多動と診断されることが多いですが、これはある特殊な心理状態がそのような従来の病気に見えるようになっているのだと思います。子ども時代に愛されて育った人は、普段から親に褒められて育っているので自己肯定感が高い大人になりますが、虐待サバイバーのように親から褒められることもなく、否定ばかりされて育った大人は、自己肯定感が極端に低いため、常に何かで承認欲求を満たさなければ、不安でパニックになる傾向があります。常に誰かに承認してもらわないと心が安定しないのです。このため、何事においても「待てない」という多動が起きやすく、これが双極性障害の躁状態や発達障害のＡＤＨＤの多動に類似していて、精神科で誤診が起きているのだと思います。

また、ＰＴＳＤが発症要因の１つとされる難病の線維筋痛症（身体に激痛を起こす）を発症している虐待サバイバーも非常に多いです。線維筋痛症までいかなくても、心因性と思われる疼痛や原因不明の頭痛が治らず苦しんでいたり、自律神経系が児童期に破壊されたことによって、身体的な病気も発症しているケースも多いです。こうした身体的な症状は、検査しても原因が判らず、患者の不定愁訴には日本の医師の大半が対応できません。

この複数同時発症という複雑な病態が、精神科の現場で何を引き起こしているかというと、担当医が代わる度に診断名が変わり、子ども時代の虐待被害によって二次障害として精神疾患などを引き起こしていると告げられないために、虐待サバイバーは自分が一体何の病気か判らないまま、精神科を転々とする人生を歩んでいくという現象です。こういった状態が長年続けば、病気ではなく性格異常だと悩み苦しんだり、自分が悪いのだと自責で苦しむ虐待サバイバーがとても多いです。かく言う私自身も、精神科医が代わる度に病名が変わり、自分が何の病気か判らない長い年月を過ごしました。その間、投薬などの治療を受けましたが、病状の回復には至らず、虐待サバイバーの病気には不適切な投薬によって薬害に苦しんだこともありました。周りからも病気ではなく性格異常と見なされてきたし、私自身も自分が悪いのだと自責の念でひどく苦しんだものです。

治療上、必ずしも病名が大切なわけではありませんが、自分が苦しんでいる病名が何十年も判らず、性格の問題ではないかと苦しむことは、あまりに辛い体験なのです。

精神科スタッフは、氷山の下を見てほしい

なぜこんな現象が起きるのかを考察すると、日本の精神科医の多くが、患者の成育歴と絡めて診断しないために、ベースにある複雑性ＰＴＳＤの診断がなされていないためだと思います。氷山の上しか見えておらず、そこしか治療対象にしていないのです。日本の精神医学は、生物学的精神医学（簡単に言うと、精神疾患を「脳の病気」と捉えることにより、脳に何が起きているのかを生物学的な視点から解明していこうという考え方）が主流で、化学の薬の薬物治療で治すという治療方法しか医学部で習わないことに問題の原因がありそうです。

確かに、生来的に脳に脆弱性があったり、脳の中でドーパミンなど特定の神経伝達物質が過

剰発生しているために引き起こされる統合失調症などの精神障害は、薬物治療が有効とされており、治療法も確立されています。しかし、生物学的精神医学では説明できない「心的外傷」から引き起こされる精神疾患もあり、患者の成育歴や心の外傷をみなければ、病名すら適切に診断できず、治療にも至らない精神疾患もあるわけです。その代表的な病の1つが複雑性PTSDだと思います。

児童虐待のみならず、いじめやパワハラ等で心的外傷を負う人が増加しているのに、患者の成育歴や心の外傷があることを前提にした診察をしない精神科医が、日本の大半の医学部で育成されてしまっている由々しき実態があります。そして、心に傷を負った人が精神科を受診しても、治療どころか無理解から不適切な発言をされ、診察の現場で再び傷つけられる二次被害（セカンドレイプ）も多発してしまっています。

従来の多くの精神疾患が、児童期の長期かつ反復的な心的外傷を起因として、氷山の一角として発生することがあるという知識は、精神科医だけでなく、精神科スタッフにももってもらいたいと思います。

精神科での二次被害という重大な問題

児童期の虐待被害が成人した後も長く後遺症として残るということに精神科スタッフがあま

りに無知であるため、無理解から「二次被害」が生じていることも珍しくありません。精神科医や精神科スタッフから、病気ではなく性格の問題とされ、意地悪な扱いを病院で受けて、更に心に深い傷を負ってしまうケースが、これまで私が出会ってきた虐待サバイバーから多々、報告されています。中には、二次被害によるPTSDがあまりに酷く、二度と精神科を受診できなくなってしまった虐待サバイバーもいます。

私自身も、精神科医や精神科スタッフから成育歴の聴き取りがあったにもかかわらず、虐待を起因とする精神疾患であると理解されず、性格異常として傷付く罵声を浴びせられたり、冷たい扱いを受けた体験が何度もあり、あまりに深い心の傷に長く苦しみました。理解ある精神科医に35歳で奇跡的に出会えるまで、精神科スタッフを恐怖に感じていた時代がありました。

35歳で出会えた主治医は、「今までの精神科医は誰も複雑性PTSDだと認識していなかった。そのために、さらに羽馬さんは被害に遭い続けてしまった」と言ってくれました。本来であれば救済されるべき精神科で、無理解による二次被害に遭う体験は、あまりに強烈です。一次被害（虐待サバイバーであれば、子ども時代の親からの虐待被害）より二次被害の方が、強烈なPTSDになったという声もあります。

専門職であるならば、自分たちの非にもきちんと向き合い、改善できるところはしていく姿勢が求められるのではないかと思うのです。専門職が二次被害をあまりに軽く見ている実態を、多くの虐待サバイバーは遺憾に思っています。

大人には興味を示さない児童虐待の支援者たち

児童虐待に関心が高い支援者（児童精神科医や臨床心理士、社会福祉士やＮＰＯ法人などの支援者たち）の大半が、「子ども」にしか興味がなく、虐待を生き延びた「大人」の虐待サバイバーには無関心で、冷たいケースが多いと感じてきました。中には、子どもの虐待児を支援しながらも、大人の虐待の後遺症（複雑性ＰＴＳＤやそれに起因する解離性障害など）にとても詳しく直接支援をしている支援者もいますが、児童虐待をテーマに活動されている支援者の中では非常に珍しく、大人になった虐待サバイバーにも理解と優しさを示す支援者を見たことは、ほとんどありません。

大人になって重度の虐待の後遺症（複雑性ＰＴＳＤ）に何十年も苦しんでいても、「あなたはもう、大人のくせに！」と言って傷付けたり、「まずは子どもが優先！」と言い、大人になった児童虐待の元・被害者には、興味のカケラすらない子どもの支援者をたくさん見てきました。

この関心の低さが、大人の虐待サバイバーが支援されずに放置されている原因の１つだと私は感じています。そしてその結果、児童虐待が再生産（虐待の連鎖）されたり、自殺や犯罪、貧困などの悲劇が起きていると思います。そうした悲劇は、大人の虐待サバイバーだけでなく、次世代の子どもたちも巻き込むものなのに、児童虐待に関心が高い支援者たちは、大人の虐待サバイバーには無関心で、時には冷たい言動で傷付けることが、わりと多く発生しています。

「虐待の後遺症」を見事に表現した『MONSTER』

硬い話ばかりしてきたので、もう少し複雑性PTSDをイメージしやすいように、漫画で虐待の後遺症を説明してみたいと思います。

浦沢直樹の『MONSTER』（小学館）という有名な漫画をご存知でしょうか。「511キンダーハイム」という旧東ドイツにあった孤児院で子どもたちに行われた人体実験、つまり児童虐待の被害者たちが大人になった時に、解離性同一性障害（いわゆる多重人格）のような壮絶な虐待の後遺症になったり、虐待の後遺症によって殺人鬼になっていく物語が描かれています。この漫画の中に「なまえのないかいぶつ」という奇妙な絵本が登場します。『MONSTER』を読んだ読者の大半は、この絵本が何を意味するのか、意味不明で解らなかった方が多いのではないでしょうか。虐待サバイバーである私なりに、この絵本を解説してみようと思います。

「なまえのないかいぶつ」

さく／エミル・シューベ

むかしむかし　あるところに、
なまえのない　かいぶつがいました。
かいぶつは、なまえが　ほしくて　ほしくて　しかたありませんでした。
そこで　かいぶつは　たびにでて、なまえを　さがすことにしました。
でも　せかいは　ひろいので、かいぶつは　ふたつにわかれて　たびにでました。
いっぴきは　ひがしへ、もういっぴきは　にしへ、
ひがしへいった　かいぶつは、むらを　みつけました。
「かじやのおじさん　ぼくにあなたの　なまえを　ください」
「なまえなんて、あげられるものか」
「なまえをくれたら、おれいに　おじさんのなかにはいって、ちからをつよくしてあげるよ」
「ほんとうか、ちからがつよくなるなら、なまえをあげよう」
かいぶつは　かじやのなかに　はいっていきました。
かいぶつは　かじやのオットーになりました。
オットーは、むらいちばんの　ちからもち。
でも、あるひ、

「ぼくをみて　ぼくをみて、ぼくのなかのかいぶつが　こんなにおおきくなったよ」

バリバリ　グシャグシャ　バキバキ　ゴクン。

おなかのすいた　かいぶつは、オットーをなかから　たべてしまいました。

かいぶつは、また、なまえのないかいぶつに　ぎゃくもどり。

くつやの　ハンスのなかに　はいっても、
バリバリ　グシャグシャ　バキバキ　ゴクン。

また、なまえのない　かいぶつに　ぎゃくもどり。

かりうどの　トマスのなかに　はいっても、
バリバリ　グシャグシャ　バキバキ　ゴクン。

やっぱり、なまえのない　かいぶつに　ぎゃくもどり。

かいぶつは、おしろのなかに　すてきななまえを　さがしにいきました。

「きみのなまえを　ぼくにくれたら、つよくしてあげるよ」

「びょうきがなおって　つよくなるなら、なまえをあげる」

かいぶつは　おとこのこのなかに　はいりました。

おとこのこは、とても　げんきに　なりました。

おうさまは　おおよろこび。

「おうじが　げんきになった。おうじが　げんきになった。」

かいぶつは、おとこのこのなまえが　きにいりました。

おしろのくらしも　きにいりました。だから、おなかがすいても　がまんしました。

まいにち　まいにち、おなかが　ぺこぺこでも　がまんしました。

でも　あまりおなかが　すいてしまったので、

「ぼくをみて　ぼくをみて、ぼくのなかの　かいぶつが　こんなにおおきく　なったよ」

おとこのこは、おうさまも　けらいも　みんな　たべてしまいました。

バリバリ　グシャグシャ　バキバキ　ゴクン。

あるひ　おとこのこは、にしへいった　かいぶつに　であいました。

「なまえが　ついたよ。すてきな　なまえなんだ」

にしへいった　かいぶつは　いいました。

「なまえなんて　いらないわ。なまえなんて　なくても　しあわせよ」

「わたしたちは　なまえのない　かいぶつですもの」

おとこのこは、にしへいった　かいぶつをたべてしまいました。

せっかく　なまえがついたのに、だれも　なまえをよんでくれるひとは
いなくなりました。

ヨハン、すてきな　なまえ　なのに。


（浦沢直樹『ＭＯＮＳＴＥＲ』（小学館）９巻より）

以上が「なまえのないかいぶつ」のストーリーですが、最も重要な言葉である「なまえ」を「愛情」に置き換えて読んでみると、意味がわかるようになります。

最初、このかいぶつは一人でしたが、人格が2つに分かれます。1つは主人格、もうひとつを解離人格と呼ぶことにします。さて、解離人格はどんな行動に出るでしょうか？　出会った人に、「愛情をください」と言っていますね。

そして、愛情を与える側は、ちからをくれたらという条件を設けています。虐待する親がするのはこれです。ある条件がないと子どもに愛情を与えない。

そして、オットーという他人がかいぶつに与える愛は条件付きの本物の愛ではないのに、かいぶつは愛を求めてオットーに依存していきます。

愛着障害の人の特徴として、依存した相手に「自分は凄いんだ！」という「成果」を見せ付けないと愛情がもらえないと思い込んでいることがあります。虐待サバイバーは自己肯定感が極端に低いため、承認欲求が非常に強いです。だから、常に依存した相手に成果を見せ続け、自分を認めてもらわなければ愛情がもらえない恐怖感に襲われる強迫観念のようなものが、非常に強いのです。そして、その行為が止まらなくなるのが愛着障害の人の特徴です。だからかいぶつは、「ぼくをみて　ぼくをみて」と言い続けていきます。

その行動は、相手との良好な関係を破壊しつくすまでエスカレートしていきます。依存した相手との関係を破壊してしまうまでやるから、いつも一人ぼっちに戻ってしまいます。そして、その同じ失敗の行動を何度も繰り返してしまうのです。

そうなると、次の依存先を求めていきます。しかし、依存する相手をいくら変えても、同じことの繰り返しをしてしまい、いつも一人になってしまいます。

その後、おしろのなかに行ったくだりは、愛着障害の人も依存した相手との良好な関係が築けるときもあることを示しています。周囲の人もいい人ばかりで、普通ならこれで満足するはずなのですが、愛情に飢えた愛着障害の人は、ここでも満足ができないのです。愛情で満たされているのに「おなかがぺこぺこ」と言っていますね。

愛情がすでに十分にあるのに、愛情にいつも飢えている。依存した相手に依存すればするほど、余計に愛情に飢えていく。結局、良好な人間関係もある日突然、愛情の飢えから解離人格の攻撃性が爆発し、周りに当たり散らし、すべての良好だった人間関係を破壊してしまうのです。

ここで西へ行った主人格と解離人格が合流します。

主人格は、愛情に飢えて他人に依存していき、相手を破壊しつくすことはもう止めようよ、愛情なんてなくても幸せでしょう、と解離人格を説得しています。しかし、解離人格の方が強すぎて、主人格の言うことを聞きません。「おとこのこは、にしへいった　かいぶつをたべてしまいました。」

こうして虐待サバイバーは、いつも周りに人が誰もいなくなってしまうのです。これが愛着障害の人が辿る依存と破壊行動の繰り返しパターンです。

以上が、『MONSTER』に出てくるこの奇妙な絵本の、私なりの分析です。虐待サバイバーの愛着障害と解離性同一性障害の合体バージョンの絵本だと私は読み取りました。

実は、『MONSTER』には、虐待の後遺症で解離性同一性障害となってしまった登場人物も出てきます。この漫画はフィクションですが、現実に起きている児童虐待の後遺症を見事に描いていると思います。

私の前著『わたし、虐待サバイバー』ではリアルな虐待の後遺症を描きましたが、前著を簡潔に絵本にまとめると、『MONSTER』で登場する「なまえのないかいぶつ」という絵本が、非常にわかりやすく虐待サバイバーの後遺症を描いていると私は思います。

さて、『MONSTER』という作品を通して、虐待サバイバーが回復するヒントは何かあるでしょうか？　この作品を読まれた方は、物語の最後に、怪物だったヨハンがどうなったかを思い出してみてください。Dr.テンマによって、ヨハンの本当の名前が告げられました。すると、ヨハンは消えたんですね。名前とは、この物語で愛情を意味していますから、愛情を与えられると怪物、つまり、解離人格は消えたわけです。

これは、虐待サバイバー以外の治療者や支援者、世間の方にお伝えしたい大切なメッセージです。虐待サバイバーに一番必要なものは、「愛情」だということです。もう大人だからという理由で、虐待サバイバーに愛情を与えるという視点が抜け落ちているのが、今の日本社会だと私は思います。どんなに優れたトラウマ治療よりも、回復に一番必要なものは「愛情」なのです。

第2章　社会の現状とその原因や背景への考察

心的外傷後ストレス障害（PTSD）が日本で認知されるまで

この章では、日本の心的外傷のケアは何が問題なのかについて、PTSDの時代的な変遷から解説したいと思います。前半は、制度的な問題について、後半は、日本社会の文化的な変容という問題について述べます。

心的外傷後ストレス障害（PTSD）は、1960年代にベトナム戦争の帰還兵が心理的な後遺症によって大量自殺したことを契機に、アメリカで研究と臨床が盛んになりました。1980年に発表されたアメリカ精神医学会の診断基準第3版（DSM-3）にも、「PTSD」という病名が採用されました。

その後、1980年代半ばに入ると、アメリカでは心的外傷の研究がさらに進み、児童虐待のような長期・反復型のトラウマ体験の被害者は、単回性のトラウマよりもっと深刻な病状が生じることが判ってきました。アメリカでトラウマ研究の第一人者であったジュディス・ハーマン博士は、児童虐待や人権を弾圧するような政治体制や軍事介入などの影響で生じる長期・反復型のトラウマを「複雑性PTSD」と名付けました。アメリカでは80年代に虐待サバイバーがすでに社会問題になっていたのです。

一方、日本でPTSDが最初に世に知れ渡ったのは、1995年の阪神・淡路大震災の震災トラウマが最初の契機でした。この時、多くの被災者が震災トラウマに苦しみましたが、何度も述べたように日本の精神科は基本的に、精神疾患を「脳の病気」と捉えることにより、脳に何が起きているのかを生物学的な視点から解明し、治療の可能性を探ろうという考え方の生物学的精神医学に基づいています。不足している物質を補うために化学の薬を患者さんに投与していけば病気が治るという考えから、薬物治療が主流となっています。

しかし、心の傷から生じる心的外傷などのPTSDは、基本的に化学の薬では治りません。さらに、心のケアなどカウンセリングのできる精神科医が日本には非常に少なかったために、被災者たちに適切なトラウマ治療ができなかったことで、海外から日本は今まで何をやってきたのだ、と強く非難されたそうです。

この阪神・淡路大震災の時、神戸大学医学部付属病院の精神科医・中井久夫氏、同じく安克昌氏が、震災によるPTSDやPTSDに起因して生じることがある解離性同一性障害（いわゆる多重人格）の治療に尽力したことが、安医師によって書籍『心の傷を癒すということ』（作品社）に詳しく描かれ、後にドラマや映画化されました。安医師の書籍をもとにしたドラマでは、震災以前から児童虐待などで複雑性ＰＴＳＤやそれに起因する解離性同一性障害をもともと罹患していた人は、震災前までは心が健康だった被災者たちが時間とともに震災トラウマという単回性のＰＴＳＤが回復していくのと比べ、虐待サバイバーは、フラッシュバックや解離などの病状が劇的に悪化していく場面まで見事に描かれています。

しかしながら、安医師は39歳の若さでこの世を去ったため、外傷性精神障害の後継者がその後、日本ではほとんど生まれなかったとも言われています。その後、日本でもＥＭＤＲが導入されたり、ＰＴＳＤ治療についてはある程度は臨床技術が進化しましたが、複雑性ＰＴＳＤについては、きちんとした研究者や臨床家がほとんど生まれていません。

一方で、中井久夫医師によって、２０００年にはジュディス・ハーマン博士の主著『心的外傷と回復』（みすず書房）が翻訳され、児童虐待のように長期・反復型の被害体験では、重度のＰＴＳＤを発症することは日本でも書籍の中で提起されてはいました。また２０１１年に出版された精神科医・和田秀樹氏の『震災トラウマ』（ベスト新書）の中でも、震災によるＰＴＳＤや、児童虐待の後遺症である複雑性ＰＴＳＤの実態が解説され、薬物治療では解決しないＰＴＳＤ（複雑性ＰＴＳＤを含む）への、カウンセリングなどのトラウマ治療の必要性が指摘されていました。

同書で和田医師は、深い心的外傷を抱えた患者に対応できない精神医学界の抱える諸問題の根源のひとつとして、教育現場のあり方を指摘しています。日本の大学病院や大学医学部など、全国に約82ヵ所ある精神科の医局の中で精神療法の専門家が主任教授を務める医局がひとつもなく、心のケアや精神療法を専門とする大学教官がほとんどいないというのです。全国の精神科の9割近い医局で教授を務める医師は、脳や化学の薬の研究を主とする生物学的精神医学の専門家であり、教える側の大学教官の9割がカウンセリングを専門としていないという実態は、精神科の研修医たちが心理療法や精神療法などのトレーニングが受けられず、トラウマ関連の精神疾患に臨床現場で対応できないという当然の結果をもたらします。そのことが2011年の段階で指摘されていたのです。

安克昌医師や中井久夫医師、和田秀樹医師など、心的外傷によるPTSD（複雑性PTSDを含む）への治療の導入を日本の精神科に取り入れようと尽力された医師たちによる警鐘が、1995年の阪神・淡路大震災の震災トラウマ以降にあったにもかかわらず、残念ながら日本の精神科医療の現場は、薬物治療主流という実態を大きく変えるまでには至っていません。薬物投与では治すことが難しい心の深い傷から生じる外傷性精神障害は、日本では再び、日の目を見ない時代へと突入し、それが現在の精神科医療でも続いているという由々しき事態があるのです。つまり、日本の精神科医療は、アメリカと比べて40年以上も複雑性PTSDを放置してきたわけです。これでは、複雑性PTSDを患った虐待サバイバーは何十年、下手をすれば一生涯にわたり救済されないまま放置され、虐待の後遺症を原因とする次世代の子どもたちへの虐待の連鎖もなくならないのは、当然のことなのです。

なお、1970年代のアメリカでベトナム戦争の帰還兵が大量自殺をしたことから、アメリカではPTSDの治療と研究が盛んになったことは既に述べましたが、日本においても、第二次世界大戦によって、当時はPTSD（心的外傷後ストレス障害）という正式な病名はなかったものの、「戦争トラウマ」を患った帰還兵たちがいました。その多くは千葉県の国府台病院に収容され、一生故郷に帰ることも叶わなかった人たちがいました（BS1SP「隠された日本兵のトラウマ―陸軍病院8002人の〝病床日誌〟―」）。80年近く前の「戦争トラウマ」が国民の間に世代を超えて受け継がれ、現代において、児童虐待やDV、いじめという対人暴力が引き起こされている要因の1つになっているのではないかと私は推察しています。

日本で児童虐待防止法が制定されたのは2000年

日本で児童虐待防止法が制定されたのは、実は2000年のことで、まだ24年の浅い歴史しかありません。児童虐待は昭和の昔からたくさんあっても、社会に「虐待」という言葉の認知もなければ、虐待を防止する法律もないために、児童相談所など行政が家庭の虐待に積極的に介入するケースは稀な時代が、つい最近まであったのです。

つまり今の親世代は、どれだけ虐待が酷くても児童相談所すら介入がほとんどなかった時代に、幼少期～思春期を過ごした人たちです。虐待環境から逃れられず「ノーケア」のまま大人になり、成人してようやく安全な環境で暮らすようになっても、今度は虐待による重度の後遺症を患い、精神科医療でも理解を得られないまま、たった独りで生きていかなければならない。そんな被害者が多数発生している状態が、今の日本です。精神科医療や福祉から放置された虐待サバイバーたちの実態は、現在でも大きく変わっていません。

虐待サバイバーは往々にして、何か困った時、実家に一時的に身を寄せて親に護ってもらえたり、親戚などに頼れるような社会的資源が生まれつき少ない人生であるため、貧困や社会的孤立に陥りやすく、非常に生きづらい人生になってしまっています。

さらには、虐待の後遺症である複雑性ＰＴＳＤという重度の精神疾患を患っているために、その人が子どもをもてば、意図的でなくても子どもに虐待が連鎖してしまうことがある。こういったことが日本で長年多発している実態は、今でも十分に知られているとはいえません。

つまり、虐待サバイバーへの「無知」と「放置」が、児童虐待を再生産してしまっているのです。

年々増加し続ける児童虐待は、厚生労働省が２０２２年8月公表した「令和4年度の児童相談所による児童虐待相談対応件数」では21万９１７０件で、過去最多を更新しています。子どもの数は昭和時代から令和まで減少し、少子化の日本であるにもかかわらず、児童虐待の件数は年々増加の一途を辿っているのです。

もちろん、児童虐待防止法が制定されたのが２０００年ですから、それ以降、「虐待」という言葉の社会的認知とともに、児童相談所への通報件数が年々増加しているために、児童虐待が発見されやすい社会になってきたことによる件数の増加という側面はあるでしょう。また、日本経済の悪化により貧困家庭が増えていますから、昔より虐待が起きやすい社会になっていることは確かでしょう。社会的に虐待が増加しているか、減少しているのかは分かりませんが、２０００年以前の児童虐待防止法がなかった時代に児童虐待を受け、何の支援も受けられなかった子どもが大人になって複雑性ＰＴＳＤという重度の虐待の後遺症に罹患していても、精神科医療でも理解や適切な治療がほとんどなされていない実態があるわけですから、大人の複雑性ＰＴＳＤの放置によって、延々と「虐待の再生産」が起きていると言っても過言ではないと思います。

複雑性ＰＴＳＤの放置は多大な社会的損失を生み出す

複雑性ＰＴＳＤを放置するとどのようなデメリットがあるのでしょうか。

子ども時代に受けた虐待の影響で、大人になって複雑性ＰＴＳＤを患ってしまうと、本来、生まれ持ったその人の能力を十分に社会で発揮することができません。私自身も、大人になっても年相応の社会常識が身についていないために、世の中のことが何も分からないまま社会で生きていかなければならず、安定した職を得ても「こんなことも知らないのか！」と職場で言われてしまうことで非常に生きづらい人生を歩んできました。本来は子ども時代に親から教わるはずの社会常識を、大人になってから自分で一から学んでいかなければならないことは、非常に大変なことですし、何より周囲からおかしな人と誤解されることが一番辛いことでした。

誤解されることで人が怖くなり、自然と他者と関わることを避けるようになり、孤独になっていきました。対人関係も上手くいかない社会人になってしまうのです。そして他者から新しい知識を学ぶ機会も減るという悪循環に陥っていきました。

また、子ども時代の劣悪な家庭環境のせいで、学力が本来の生まれもった能力よりかなり低かったり、経済的な理由で大学などに進学できず良い職業に就けなかったり、何とか努力してそれなりの職業に就いたとしても、複雑性ＰＴＳＤという重度の精神疾患を患っているために失業してしまったりして、貧困や生活保護、さらにホームレスに陥る虐待サバイバーがとても多いのです。

さらに、複雑性ＰＴＳＤは患ってから数年で回復するような生易しい病気ではありませんから、何十年、下手すると一生涯にわたり病気が治らずに苦しみ続ける被害者が多いわけです。そうなると、自殺率も非常に高くなります。また、日本では年間３万５０００人の死者が発生するアルコール関連死の中にも、虐待サバイバーが相当数いると予想されます。なぜなら、アルコール依存症は孤独と密接に関係がある「孤独の病気」とも言われているからです。

虐待サバイバーが引き起こす凶悪犯罪も、大きな問題です。

虐待大国と言われるほど児童虐待が多く、かつ銃社会であるアメリカでは、虐待サバイバーの凶悪犯罪が大きな社会問題となっています。そのため、早期に虐待された子どもの心のケアには、国家的な取り組みがなされています。

一方、日本は銃社会ではないため、虐待サバイバーの凶悪犯罪は少ないとはいえ、古くは4人を殺害した永山則夫元死刑囚、池田小学校で8名の児童を殺害した宅間守元死刑囚、事件当時はまだ少年であった光市母子殺害事件の大月（旧姓・福田）孝行死刑囚、最近では、2019年に発生した京都アニメーション放火殺人事件の青葉真司被告、2022年には、安倍晋三元首相を銃殺した山上徹也被告など、虐待サバイバーによる凶悪犯罪がいくつか起きています。

しかしながら、犯人たちの劣悪な成育歴という背景や、大人になってからの複雑性PTSDを患っている可能性と犯行との因果関係の有無についてなどは、深くマスコミで報じられることはありません。児童虐待を受けた被害者たちが大人になった後の理解と支援が皆無であるために、虐待サバイバーの中ではわずかとはいえ、こうした凶悪犯罪に陥ってしまう不幸な事件を次に防ぐための議論が十分になされてきたとはいえない実態があります。

どういう育ちであっても、凶悪犯罪が赦されるものではありませんが、犯人だけを糾弾する社会の在り方では、根本的な原因について議論がなされず、次の加害者や被害者が生み出されるのを防ぐことは一向にできないと思うのです。

また、日本では万引き依存症や薬物依存症などの軽犯罪で刑務所に服役している人が相当数いることも、過去に、北九州市の女子刑務所のドキュメンタリー番組で知りました。少しずつ「刑罰から治療へ」という流れになってきているとはいえ、まだまだ世間の認識は依存症に対しても厳罰化というものです。依存症が性格の問題ではなく病気であることへの理解は諸外国と比べて非常に遅れており、治療や支援が必要という認識がかなり薄い実態があります。依存症という病気であるために、自分で止めたくても止めることができない受刑者たちは、刑期が終了し社会に戻っても適切な治療や支援につながらず、再犯を繰り返してしまうという哀しい実態が、未だに解決されずにいるのです。子ども時代に親から虐待を受けた被害者が大人になってその後遺症から犯罪を犯してしまい、再び社会から激しくバッシングされる実態は、「二重の不幸」といえるのではないでしょうか。

複雑性ＰＴＳＤの解決なしに児童虐待は永遠になくならない

虐待が次世代の子どもたちに連鎖するだけでなく、社会的損失という観点から見ても、複雑性ＰＴＳＤの放置があらゆる社会問題を引き起こし、日本社会を全体として揺るがしている根幹の病であることが理解して頂けたかと思います。子どもが虐待死すれば大騒ぎし、虐待した親を大バッシングしたり、酷い虐待を受けた子どもには涙を流して同情することはありますが、虐待する親も元虐待の被害者である場合が多く、困難を多数抱えていたり、複雑性PTSDを長く患っているケースが多いことはあまり知られていません。児童虐待の「防止」ばかり声高に叫ばれていますが、複雑性PTSDを患った大人の回復なしに、どのようにして児童虐待を防止できるのでしょうか。複雑性PTSDを患った大人たちが回復していける社会の実現なしに、児童虐待は永遠になくならないと私は強く断言したいと思います。

また、貧困や依存症、犯罪などあらゆる社会問題を派生的に生み出してしまう複雑性PTSDは日本全体を蝕む病であり、国としても取り返しのつかない事態に年々陥っていることに、私はとても危機感を抱いています。

日本が児童虐待の対応に失敗した一番の理由

２０００年に児童虐待防止法が制定されて以降も、児童虐待の相談件数は毎年増加し、凄惨な虐待死もニュースで大きく報じられるようになっています。これだけ児童虐待が社会的に問題視され、世間の注目が高い社会問題であるにもかかわらず、日本が児童虐待への対応に失敗してきた一番の理由は何かと問われれば、私は、２０００年以前の被害者は支援ゼロという実態だと答えます。

もう1つの問題として、児童虐待を管轄する国の機関である厚生労働省の虐待問題の対策構造に欠陥があると感じています。

本来であれば、児童養護施設などの社会的養護に保護されるべきレベルの虐待被害が存在しても、施設に保護せず、一時保護から自宅へ帰してしまったり、虐待が「未発見」で、保護されないまま大人になる虐待の被害者（専門用語で潜在的児童虐待被害者）が非常に多いのです。問題はこの被害者たちを、厚労省が支援の対象外（管轄外）としていることです。潜在的児童虐待被害者の全体数を把握する実態調査すらなされていません。これが、虐待問題が一向に解決しない最大の問題点だと私は思います。

なぜ、虐待が重度であるのに保護に至らないのか。これには主に2つの原因があります。

1つは、繰り返しになりますが、日本で児童虐待防止法が制定されてからの歴史が浅いことです。2000年以前は児童虐待がなかったかといえばそうではなく、社会的に「虐待」というものの存在や「虐待」という言葉の認知が低かっただけです。また、児童虐待を周囲の大人が発見しても、児童相談所に通報するという知識がまったくないに等しい時代でした。当然、子どもが児童相談所や児童養護施設に保護されるのは、珍しいことでした。どれだけ酷い虐待を受けても、2000年以前の子どもは「支援ゼロ」のまま大人になっているケースが大半という実態があり、そしてその多くが「虐待の後遺症」を患っている「現在の親世代」というこ

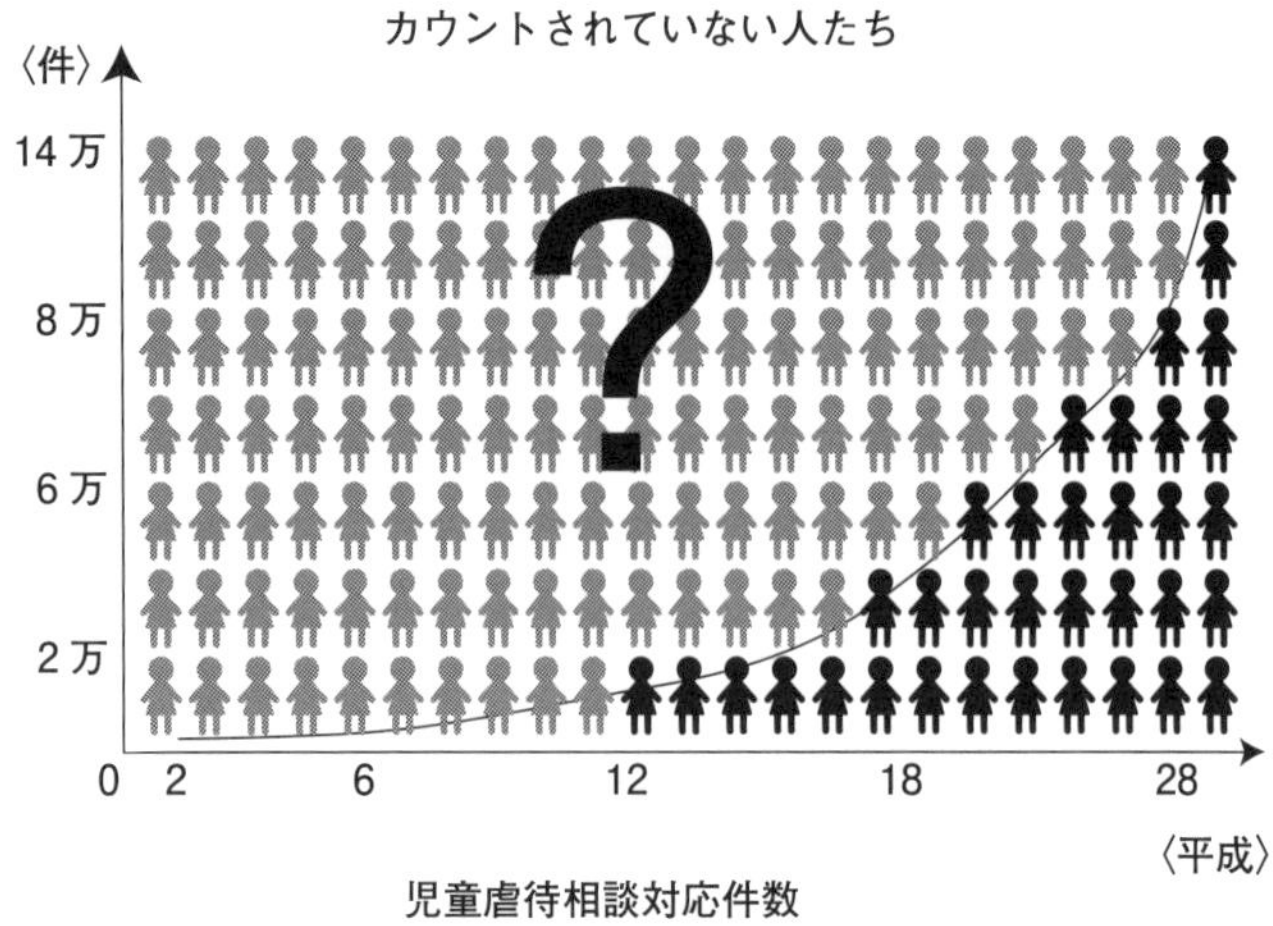

図2　本当の虐待の被害者数は不明

とになります。

児童虐待防止法が制定されたとき、虐待には成人後も「虐待の後遺症」が残ること、その虐待の後遺症は壊滅的なほど重度でその人の精神も人生も破壊していくこと、虐待を「防止」し子どもを救い出すだけでは不十分であり、「虐待の後遺症」への治療・支援が必要だという認識を、当時の専門家たちが誰ももっていませんでした。そのため、児童虐待防止法は〝ざる法〟になってしまっていたのだと思います。虐待を受けた後の「支援法」が今後、必要です。

今でこそ児童虐待への対応がなされてきていますが、児童虐待は最近増えたというより、児童虐待防止法の制定以前からたくさんあったはずです。児童相談所が虐待問題に介入したり、厚労省が虐待の相談件数の統計を取り出したのがおよそ2000年以降で、それ以前の被害者の数が、データとして把握されていないという実態があります。

2つ目は、児童虐待防止法ができた後も、児童虐待への行政の対応がすぐに整うわけではありませんから、虐待が発見されなかったり、発見されても適切な支援（児童養護施設などへの保護）に至らなかった被害者も多かったことが予測されます。そして、施設保護されるレベルの被害児童が発見・保護されていない実態は、今もなお続いていると思います。その証拠として、「虐待死」が今でもたびたび起きています。施設保護が必要な被害児童がみんな児童養護施設に保護されていれば、「虐待死」は1件も起きるわけがありません。

4パターンの虐待の被害者

子供時代に受けた虐待が重度であることは共通していても、保護という観点から主に以下の4パターンの被害者がいます。

①乳児院から保護された人
②小学校以下の幼い子供時代に保護された人
③思春期以降（自我が芽生えた後）に保護された人

④施設保護されずに支援ゼロで大人になった人

上記の4パターンの被害者は、大人になった時、同じ虐待の後遺症にはならないでしょう。この4つの違いがあることを前提として議論しないと、境遇の違う相手の苦しさが分からなくなります。虐待が施設保護レベルだったのに、児童養護施設に保護されなかった被害者には、施設保護され十分でなくても社会的養護の支援が子供時代に受けられた人には分からない苦しみがあります。成人後の虐待の後遺症も壊滅的になります。

もちろん、虐待が発見されて児童養護施設など社会的養護に保護された人でも、施設で必ずしも適切なケアや養育が受けられた人ばかりではないですが、同じく虐待の被害者といっても、人によってその境遇がかなり異なることを社会は知ってほしいと思います。それぞれに、異なる苦労や辛さがあるのです。

児童虐待の問題は「保護もれ問題」

酷い虐待を受けた子どもは、みんな施設に保護されているという世間の誤解があります。虐待が酷かったら、児童相談所がちゃんと介入してくれて、児童養護施設に保護されていると思い込んでいる世間の勘違いが、保護からもれてしまう大半の虐待サバイバーをさらに苦しめています。虐待が酷くても、社会的養護すら受けられない被害者の方が多いのです。

その理由としては、何度も述べた、児童虐待防止法制定以前の「ノーケア」という時代的な背景と、2000年以降でも、国の予算が少なく社会的養護に保護される児童数が世界的にも少ないという実態があるためです。

令和2年度のデータでは、児相の虐待相談対応件数20万5044件に対し、施設入所が4348件なので、わずか2％しか施設に保護されていないという低い数値になっていることがわかります。児童虐待防止法の制定以前は児相が児童虐待にほとんど対応していませんから、平成、昭和と遡るほど、実際の虐待件数は、20万件どころではないと推定されます。

今の子供たちでも、児相につながらない「未発見」も多くいると思いますので、2％より実際はさらに低くて1％以下だろうと私は予想しています。よくある虐待死のニュースは、児相が発見して施設に保護していれば100％死ななかった子供たちが、たまたま殺されて虐待が発見されているということなので、殺されないで虐待を受けている「未発見」の子供たちは、今でも相当数いると予想できます。

厚労省はこの実態を知っていて、統計上わずか2％の施設の子供たちだけ支援を拡充し、虐待対策をやっているフリをしています。ですが、発見されているだけでも2％しか保護されないなら、この国は、虐待対策を何もしていないに等しいということです。

これでは、虐待児が大人になって複雑性PTSDになったり、貧困になったりして虐待が次世代に連鎖したり、犯罪を犯してしまうのは当然の結果です。私個人は、虐待サバイバー問題や児童虐待の問題は、イコール「保護もれ問題」だと思っています。まずは虐待親から切り離さないと、2%だけ切り離して何の解決になるのでしょうか。

近年の社会的養護は、施設に臨床心理士（公認心理師）が配置されてカウンセリングが受けられたり、給付型奨学金も整っていて大学進学もしやすかったり、施設を退所した後も「アフターケア」という福祉のサポートに繋がりやすい状態になってきています。一方で、保護されずに大人になった虐待サバイバーは、虐待の後遺症が急性期の若い時代に、たった一人で支援者探しからスタートしないといけないという過酷すぎる実態があるのです。

社会的養護の支援の拡充を否定しているのでは全くありません。保護からもれた多くの被害者にも、社会的養護と等しく、大人になってからの「アフターケア」のような福祉のサポートを受けさせてもらいたいのです。

アフターケア事業では、社会的養護からもれた虐待サバイバーも相談対象にはしています。しかし、ホームページに大々的に「社会的養護」と明記されているので、保護からもれた虐待サバイバーは「自分は対象外だ」という感覚になり、とても相談しにくいという声を聴いています。

日本は、社会的養護への保護率をもっと増やすべきです。それと同時に、子供時代に「支援ゼロ」で大人になった被害者がごまんといることを、社会は知って頂きたいです。そして、大人の被害者の公的支援に目を向けず、社会的養護だけに偏った公的支援の在り方では、児童虐待は永遠になくならないと断言したいです。社会的養護への「保護もれ」の話をすると、必ず「児童養護施設も課題が多いのだから！」という批判が飛んできます。しかし、社会的養護が抱えている問題と「保護もれ問題」は別問題です。社会的養護にも課題が多いからといって、「保護もれ問題」を放置していいことにはなりません。児童養護施設への保護の有無で公的支援の格差を生み出してはならないと思います。

厚生労働省の児童虐待対策の構造的欠陥

実は、厚生労働省が児童虐待を管轄している部署は、虐待課と家庭福祉課の2つがありました。前者は18歳以下の今の子どもたち（施設、施設外も含む）を支援対象とし、後者は児童養護施設や里親などの社会的養護の子どもたちと、社会的養護の出身者である大人たちを支援対象としています。

厚生労働省にはこの2つの管轄しかなく、子ども時代に虐待が発見されないまま大人になった被害者（潜在的児童虐待被害者）や、虐待が発見されても施設保護されなかった被害者については、今でも国の支援の管轄外にしています。つまり、私のように、子ども時代に児童虐待防止法がなく、児童相談所の介入すらなかった被害者で、複雑性ＰＴＳＤなど虐待の後遺症を思った大人の虐待サバイバーについては、厚労省には担当部署どころか、担当者すらいないという実態が長く続いていました。

厚生労働省は、虐待が発見されなかったり、児童養護施設に保護されていない虐待の被害者たちが日本に沢山いることを知っていて（厚労省の担当職員とお話する機会があったとき、その職員は潜在的児童虐待被害者という専門用語も知っていました）、管轄外のまま無視し続けています。

実態調査がなされていないので正確な数は不明でも、研究者の間では、潜在的児童虐待被害者が多数存在することは知られていますし、その数は児童養護施設など社会的養護に保護される被害者より圧倒的に多いはずです。しかし、社会的に全くといっていいほど潜在的児童虐待被害者の存在が認知されていません。このため、社会的養護に保護されずに大人になるまで虐待環境から逃れられなかった虐待サバイバーが、大人になってもアフターケアなどの支援につながれなかったり、施設出身でないために精神科でも虐待の後遺症だと理解されないといった事態が多発してきたのです。

これは個人的な見解ですが、なぜ国が、その存在を知っていて放置しているかと言いますと、膨大な数がいると予想される潜在的児童虐待被害者まで厚生労働省が担当していたら、行政としては予算が組みにくいうえ、莫大な予算に膨れ上がります。仕事量も当然増えます。だから、社会的養護の出身者の大人だけに限定した支援を拡充し、虐待の被害者に対し支援しているフりをしていた方が、行政としては楽、ということなのでしょう。世間も、虐待された子どもはみんな施設に保護されていると勘違いしていますから、国は社会的養護だけを支援していれば、虐待対策をやっているフリができてしまうのです。

こういった厚生労働省の姿勢により、社会的養護出身者以外の成人の被害者をバッサリ切り捨てているようでは、虐待問題は一向に解決しないだろうと思います。また、令和5年に新たに発足した「こども家庭庁」の虐待防止対策課にこれまで厚労省の管轄だった虐待対策の部署が局ごと移り、令和6年の児童福祉法の改正で「社会的養護自立支援拠点事業」の中に、待経験がありながらもこれまで公的支援につながらなかった者も支援の対象者に入れました。しかしながら、子ども時代に社会的養護に保護された被害者との公的支援の格差は未だに大きく、「保護もれ問題」が解決しているとはいえない実態があります。

トラウマ治療がなされないために連鎖し続ける虐待

私は、児童養護施設への保護の有無で公的支援の適用を決めるのではなく、子ども時代に虐待を発見・保護されずに大人になった被害者にも、精神科医による「複雑性ＰＴＳＤの診断基準」があれば、治療費の公的助成をするべきだと思います。社会的養護と等しい対策を「保護もれ」の被害者にもするべきだと思います。

こども家庭庁が潜在的児童虐待被害者も支援の管轄内とし、虐待の後遺症についても、現在は保険対象外のトラウマ治療や医療費の公的支援くらいはできるようにすれば、虐待問題は飛躍的に解決していくだろうと私は考えています。

想像してみてください。近年、東京・目黒で虐待死した船戸結愛ちゃんや、千葉で虐待死した栗原心愛ちゃんが、仮にあのまま殺されずに生き延びて、児童養護施設にも保護されずに大人になっていたとしたらどうでしょう。大人になり重度の虐待の後遺症になり、壊滅的な人生を送ることになったでしょう。しかし、社会的養護の出身者だけ支援をするという現状の国の在り方では、船戸結愛ちゃんも、栗原心愛ちゃんも、あの子たちは大人になって「支援対象外」になってしまうのです。そういう虐待サバイバーが人知れず、日本に大勢いることを知って頂きたいと思います。

児童虐待をテーマにする支援者は、社会的養護には関心が高い

こども家庭庁だけでなく、国民側の問題もあります。

虐待を受けた子どもや社会的養護の出身者を支援したいというボランティアの国民はそれなりにいるのですが、みんな児童養護施設しか見えておらず、社会的養護に保護された被害者のところにだけ支援に行ってしまうという問題です。社会的養護の保護からもれて大人になった

虐待サバイバーへの支援がないという課題があっても、それが見えていない支援者が多いのです。社会的養護の出身者は、成人しても支援者との繋がりが豊富になってきています。これ自体はとても良いことだと思いますが、社会的養護を出た後の若者を支援したいというＮＰＯ法人や一般社団法人には、保護からもれた被害者の存在に気が付いていない人が多いように感じます。令和6年8月に放送された24時間テレビも、「全国の児童養護施設に募金マラソン」という内容で大反響を呼んでいましたが、保護からもれた被害者たちから、多くの苦情が私のところへよせられていました。社会的養護にすら保護されずに、虐待されたまま大人になった大半の被害者のことなど、何一つ考えていない報道のあり方を遺憾に思いました。

子どもたちも、いつか大人になります。大人は子どもの未来の姿です。大人が救われない社会とは、子どもの未来は幸せにならない社会ではないでしょうか。保護からもれる被害者の方が圧倒的に多い実態から目を背けて、「分かりやすい僅かな被害者」にだけ支援を拡充していくことには、疑問しかありません。

日本の文化が変わった⁉

ここまでは主に制度的な問題点を述べてきましたが、ここからは日本の文化的な変容の問題について、個人的な見解を述べたいと思います。

心的外傷が癒されない日本社会になってしまった要因の1つに、私は、虐待問題に一見無関係に見えますが、日本人の食文化の時代的な変容があるような気がしています。その例として捕鯨を取り上げます。

日本人は古来より捕鯨をし、クジラを食べてきた「クジラの民」です。太古の縄文時代より、日本人は鯨を捕獲し、食べて生きてきました。1988年にアメリカが自然保護を建前に捕鯨を禁止し、縄文時代から続いた日本人の食文化を破壊しました。「家畜（牛）は頭が悪いから殺して食べていい、鯨は頭がいいから殺して食べてはダメ」という価値観は、アメリカ人が日本に持ち込んだものです。

食文化の破壊は、民族の破壊につながります。なぜならそれは、その民族の精神性や信仰までも破壊するからです。捕鯨というのは、単に鯨を殺して食べていただけではなく、毎年のように行われる祭事を通じて奪った鯨の命に対して感謝し、また生まれ変わって私たちの食料として戻ってきてくれるようにと祈る、日本人のアニミズムと結びついていたのでしょう。

私たち人間も生物ですから、生きている限り、他者を殺して食べるという宿命からは逃れられません。つまり、私たちが日々食べる家畜である牛や豚、鶏（家禽）などは、私たちの身体、心、生命そのものなのです。当然、日本人にとって鯨も私たちの命そのものでした。

自然は私たちに恵みをもたらしてくれる一方で、自然災害などの猛威という闇もあります。日本人が自然と共に暮らし、人間も自然の一部であるという価値観をもっていた昔の日本人は、自分たち人間も、光もあれば闇も抱えた存在だということを、感覚的に身に付けて暮らしていたのではないでしょうか。それが捕鯨禁止などを通じた食文化の破壊で、日本人が自然とかけ離れていくに従って、他人の心の闇を自分事として捉えられなくなっていったのではないかと思うのです。

これが例えば、虐待する親だけが特別な悪だとして一方的にバッシングする価値観につながっているのではないでしょうか。

命への畏怖の念を忘れた日本人

かつての日本人は、クジラを人間より下に見るようなことはなく、クジラへの畏敬の念を深くもっていたはずです。古式捕鯨の地として知られる山口県の長門では、鯨への感謝の気持として弔いの祭事があり、捕獲した鯨のおなかに胎児がいた場合、漁民は胎児の供養をしていたそうです。ここには、食べるために生き物の命を奪うことへの畏敬の念を伺い知ることができます。

戦後の食糧難を支えてくれたのもクジラです。今私たちが生きているのは、祖先たちがクジラを食べて生き抜いた結果であり、今の私たちは「鯨の子」であるということです。そして私たちはお米を毎日食べますから、「稲の子」でもある。何度も述べますが、生き物は生きている限り、他者を殺して食べるという宿命からは逃れることはできません。それが生き物の〈本質〉です。そして生命は、食べるという行為ですべてが繋がり、全体として1つだと感じます。そういう命の繋がりを、日本人はたった80年で忘れ去ってしまったのです。

平成から令和まで、日本人に何が起きたか？

食文化は、その民族の精神性・アイデンティティとも強く関連しています。日本の経済が停滞し続けている根本的な原因も、おそらく食文化の破壊から始まったと私は考えています。日本が捕鯨禁止となった頃、時代は平成へと突入し、日本人は「クジラの民」ではなくなりました。そして同時に、日本社会は急速に悪化していきました。

日本人が「クジラの民」でなくなってから30年間、ＧＤＰは伸びず、貧困者が増大していきました。「失われた30年」の原因を、経済学者は「目に見える」表面的なことでしか解説しませんが、「目に見えない」問題の本質があるはずです。それは、国民の精神性（心）だと私は思います。「貧すれば鈍する」と言いますが、実は逆だと思うのです。人間は、まず精神性（心）の破壊が起きて、貧困になるのです。

縄文時代から続いた捕鯨という食文化の破壊に象徴される精神性（心）の軽視が、「失われた30年」の本質的原因だと私は感じています。

捕鯨を筆頭に、この30年間破壊しつづけてきた日本の文化。取り戻せない文化はあっても、本来の日本人の精神性とは何だったのかを、今一度考える必要があるのではないでしょうか。

欧米と日本、自然観の違い

翻って、日本の現代の児童虐待は、欧米から植え付けられた価値観によるものだと私は思います。対人暴力は、民族の自然観に由来していると考えているからです。

私は自然保護という言葉が好きではありません。なぜかといえば、自然は人間が管理（支配）して護るものという欧米の価値観で、人間を自然より「上」に位置づけているからです。

一方、日本人に元来備わっているのは、人間は自然の一部であり、人間は自然に生かされている存在なのだから、自然に畏敬の念と感謝と祈りを捧げるという価値観で、自然より人間は「下」に位置しています。「自然を大切にする」といっても、自然と人間の関係が真逆になっているのです。

こうした自然への価値観をみても、アメリカが虐待大国である理由が解る気がするのです。アメリカは、自然を管理（支配）する「自然保護」。この欧米型の自然観では、植民地支配や戦争を引き起こし、その副産物として、児童虐待やＤＶという問題が生み出されるような気がします。

それに対し日本のような価値観の民族は、本来、対人暴力や争いが起きにくいのではないかと感じます。1万7000年も続いた私たちの祖先の縄文人には、その遺跡に争いの痕跡が極めて少なく、世界的にみても、日本人の祖先は争いの少ない民族だったと言われています。

日本人の価値観まで欧米に似てきたことが、虐待・DVなど対人暴力の増加の一因ではないか、と私は思うのです。

『神とつながる音――アフリカ・ジンバブエのムビラ』(ハヤシエリカ、新風舎)という絵本があります。その絵本には、シャーマンのような役割をする男が出てきて、民族の「神話」を語り継ぎ、儀式を行う場面が描かれています。そして、村の男の子にこう教えます。

「(命を頂き食べた)ヤギの中には、ヤギを育てた草、草を育てた雨や太陽、土が入っているんだよ。草も雨も太陽も、ヤギと一緒にわたしたちのおなかを満たし、子どもを生んだりして生きていけるんだよ」と。

それを聴いた男の子が、「分かったよ。ヤギは、形を変えて、ぼくたちの中に生きるんだね」と答えます。そして、過去も未来も、動物も植物も、そして土や石までも、みんな繋がっているんだ、と男の子は悟ります。

この話が、人類の起源のアフリカ南部の民族(ジンバブエのシュナ族)であること、※自然観や信仰が酷似している点からも、人類が最初に有していた自然への価値観は【日本型】であり、自然を支配するという価値観の【欧米型】は、経験や、その土地に暮らす気候など地理的な条件の違いを得て獲得したものであることが推察されます。

※　現生人類が20万年前にアフリカ南部で誕生したとする研究結果が、２０１９年10月28日、英学術誌ネイチャーで発表された。ＢＢＣニュース「人類の起源はボツワナ北部か、ＤＮＡ分析で特定」

昨年の秋、仕事で新千歳空港から東京の羽田空港までの移動の間、日本列島を空からずっと眺めていました。人々が暮らす街を日本の緑豊かな自然が囲んでいる風景が目に飛び込んできました。それを見て、人間が自然を護っているのではなく、人間が自然に護られて生きていることがよくわかりました。欧米人の「自然保護」とは、人間の傲慢ではないでしょうか。そして、日本人が世界に類のないほど自然豊かな緑の国に暮らし、自然からこんなにも愛されていることに、私たちは気づくべきだと思います。

戦争トラウマと虐待

児童虐待が起きる要因の１つとして、戦争トラウマを日本人は代々引き継いでいることがあるのではないかと私は感じます。沢山の人が生きてきた人生が、ただのＤＮＡの情報としてだけでなく、歴史的・文化的に現在の私たちに引き継がれているのです。戦争は虐待の産みの親ではないでしょうか。

虐待問題は、虐待する親だけでなく社会全体の問題でもあると思います。それゆえ、「親だけが悪い」では解決しないと私は思っています。自分が虐待されたからといって、子どもを持った時に虐待してやろうという親などほとんどいなくて、本当は自分の子ども時代に味わった不幸を自分の子どもには体験させてくないと思っている。でも、いつの間にか虐待を連鎖させてしまっていた、という事例の方が多いと思います。「加害者の涙」があることも、どうか社会は知ってほしいです。

また、虐待問題だけでなく、職場でのパワハラや過労死など、「我慢が美徳」という日本人の価値観は、軍国主義の影響を色濃く残している結果だと思います。

人類の支配と暴力性は、一体、どこから来たのでしょうね。その起源や来歴は分かりませんが、日本においては、戦争という環境要因的なものが大きいような気がします。

また、すでに述べたように、日本人の古来の食文化（捕鯨など）を崩壊させることで、自然に対する畏敬の念と、感謝と祈りという精神性や、アニミズムに由来する神道信仰、日本の伝統的な文化を潰されていったことに、その根本があると思います。

分け合い、共に生きるという精神性は対人暴力も起きにくくし、自然の恵みに感謝をする信仰は、自然から自分たちが生きるために必要な分だけ頂いて、余分に取り過ぎることもなかったということを意味します。

児童虐待や貧困、経済や国際紛争（戦争）など、今起きているあらゆる問題を、民族のルーツや自然への価値観、信仰や国の成り立ちという歴史まで総合的に考えていかないと、問題の本質に迫れず、解決に至らないと感じているのです。

「無敵の人」は、人間の祟り神

「バッタ塚」という遺跡があることをご存知でしょうか。私は、この遺跡が北海道各地にあることを知った時、「どうしてこんな遺跡があるのだろう？　当時の人は、どうして自分たちを襲ったバッタの大群の死骸を集めて土に埋めて塚を造ったのだろう？」と、その存在意義が解らず、不思議に思っていました。

日本だけでなく世界的にも、バッタの大群による襲撃は昔からよく起きていたことで、知識として知っている人も多いと思います。ある日、バッタの大群がやってきて、せっかく作った農作物を食べ尽くしてしまい、人も動物も食べるものが何もない状態になってしまうという蝗《こう》害《がい》は、食べ物を保存する設備が乏しかった昔の日本人にとって、非常に大きな脅威だったでしょう。北海道では明治の開拓の頃、トノサマバッタの大群が各地を襲いました。

当時の人々はこのトノサマバッタを駆除するため、バッタや産み落とされた卵を集めて土に埋めたそうです。それが「バッタ塚」という遺跡として、現在も北海道各地に残っています。

ここからは私の仮説ですが、バッタ塚から日本人古来の精神性を伺い知れる気がします。昔の日本人にとってバッタの大群による襲撃は、自分たちの食糧は喰いつくされ、食糧難となり飢餓に遭うのですから、当然、生命に関わる重大な災害であり大迷惑だったはずです。しかし、バッタ塚という遺跡は、単に死骸を埋め、卵を駆除するためだけに造られたものではなく、もっと日本人古来からの八百万の神々に対するアニミズム（精霊信仰）という、別の意味があったのではないかと個人的には思っています。

宮崎駿監督のアニメーション映画『もののけ姫』では、冒頭に「イノシシの祟り神」が主人公の村を襲うシーンから始まります。バッタの大群の襲撃とは、日本人にとって「バッタの祟り神」だったのではないでしょうか。仮にそうだとすると、『もののけ姫』で村の巫女が祟り神のイノシシに対し、「何処《いずこ》よりいまし荒ぶる神とは存ぜぬも、かしこみかしこみ申す。この地に塚を築きあなたの御魂《みたま》をお祭りします。怨みを忘れ静まり給え」と手を合わせて言い、自分たちを襲った「イノシシの祟り神」をきちんと供養するための〈塚〉を造ることを約束しているシーンとバッタ塚が重なります。つまり、バッタ塚という遺跡はこれと同じ意味をもったものではないか、という仮説です。昔の日本人は、バッタの大群の襲撃という自然からの猛威に対しても、供養という形で塚を造っていたのでしょう。

自然も人間も善悪どちらも備えた存在であり、自然の一部である人間にとって、悪（闇）は異質なものでは決してありません。自分の内側にも存在し、いつ暴走するか分からないものとして、排除せずきちんと向き合うという精神性を、昔の日本人はもっていたのではないでしょうか。

昨今、自分だけ自殺するのではなく、他者を巻き込む無差別殺人（拡大自殺）がよく起きています。犯人は失うものが何もない人で、ネットなどでは「無敵の人」とも呼ばれます。

殺人を擁護することは、どんな理由があっても決して赦されることではありませんが、昔の日本人なら、こうした犯人たちを一方的に「悪」と決め付け、善悪二元論で社会から排除して終わり、というやり方をしなかったのではなかと思います。彼らは「人間の祟り神」として、「イノシシの祟り神」や、「バッタの祟り神」のように、きちんと向き合い、供養をし、再び祟り神が発生しないよう、祭りによって祈りを捧げていたのではないでしょうか。

「無敵の人」を、怖くて異質で特殊な存在だとして忌み嫌い、社会から排除するだけでなく、「人間の祟り神」として現れてしまう社会的な背景にきちんと目を向けて、他人事ではなく、誰しも起こり得る可能性があるものだと考える。誰の中にも等しく「祟り神」になり得る「闇」が存在するという〝自分ごと〟として、昔の日本人のように向き合うべきではないでしょうか。

オウム真理教と心的外傷

日本を震撼させたテロ事件と言えば、オウム真理教の地下鉄サリン事件を思い浮かべる方が多いのではないでしょうか。私は当時、小学5年生だったので、事件の詳細はあまり覚えていないものの、とても恐ろしい宗教団体によって引き起こされた無差別殺人事件として、怖かったことが今でも記憶に残っています。

当時のマスコミ報道やその後の報道で、私の中のオウム真理教の信者たちは、テロを起こし、無差別殺人をした異常な悪魔だという印象でした。

しかし、最近になって私は、オウム真理教とは何だったのだろう？ とテロが起きた背景を考えるようになりました。オウム真理教の〈本当の姿〉をマスコミは報じていただろうか、と疑問に思うのです。なぜなら、虐待死させた親を悪魔のように報道し、世間も親だけが一方的な加害者だと糾弾するだけで、虐待するに親も被害性があるという〈本当の姿〉などマスコミは報じていないし、世間は全くといっていいほど知らないという実態があるからです。オウム真理教事件には、複雑性ＰＴＳＤなどの心的外傷が絡んでいなかったでしょうか。

ただし、どんな理由があったとしても、テロによって無差別殺人で殺害された方々やその遺族にとっては赦せないものであり、オウム真理教がした犯罪を赦せということを書きたいわけではありません。ただ、本当の原因を世間が正しく知らないまま、30年もの歳月が経ってしまっていることに危機感を持っていることを伝えたいのです。

オウム真理教の地下鉄サリン事件の主犯たちは、高学歴のインテリたちでした。これが意味することを考えてみると、あれほど、いかにも怪しい教祖を、高学歴のインテリたちが妄信的に崇拝し、テロを起こしてしまったという事実は、彼らが精神を深く病んでいたことを意味している気がしてなりません。宗教が悪いという意味ではなく、東大などの高学歴のインテリさえ盲信的にはまり込んだという点は、心が健全であれば、通常はあり得ない現象だと思うのです。

つまり、彼らにも何かしらの〈被害性〉があったのではないかと思っています。事件の原因は複合要因だとは思いますが、大きな要因の1つに、心的外傷や複雑性ＰＴＳＤなどの重度の心の傷を抱えた人たちの悲鳴があり、その暴走の結果が、地下鉄サリン事件だったのではないか。そこに蓋をしたまま、議論なしで本当に良いのかと思います。実際に教祖の麻原自身も生い立ちが不幸な虐待サバイバーです。

また、別の大きな心配もしています。１９９５年当時、地下鉄サリン事件は大きなテロでした。しかし、この事件が将来、小さなテロだった……という認識にならないかと。杞憂であることを祈ります。

複雑性ＰＴＳＤは一種の感染症

他の病気と複雑性ＰＴＳＤの一番大きな違いは何か？　と問われれば、複雑性ＰＴＳＤという病気は、ある〈特殊性〉をもっていると私は思います。例えば、認知症やがんという病気に対して他人事で理解がない社会であったとしても、それらは人類全体を滅ぼす病気ではありません。認知症や癌になった個体のみを滅ぼす、伝染しない病だからです。感染症でない限り、大半の病気が、病におかされた個体のみを滅ぼし、他者に連鎖することはありません。

しかし、複雑性ＰＴＳＤという病は他者に連鎖し、また、時代を超えて何世代にもわたり連鎖する、一種の感染症とも言えるのです。

今の科学技術をもってすれば、専門知識を有するたった1人の複雑性ＰＴＳＤの人が、世界的なバイオテロを引き起こせる可能性があることに私は危機感をもっています。

複雑性ＰＴＳＤは児童虐待だけでなく、戦争や迫害でも罹患する重病です。そして代々と世代間連鎖が起きるケースが多いのです。

個人や家庭レベルの連鎖に限らず、大きければテロや戦争まで引き起こす可能性があるのが、複雑性ＰＴＳＤという病の怖さだと思います。ただし、複雑性ＰＴＳＤの人がみんな殺人やテロを起こすという意味では全くありません。

しかし、日本でもすでに複雑性ＰＴＳＤであっただろう虐待サバイバーたちの凶悪犯罪は起きています。連鎖的に被害が拡大するという特徴から、複雑性ＰＴＳＤは、全人類が「当事者」だと私は思います。このため私は、複雑性ＰＴＳＤほどの重度の心的外傷を放置したまま、科学技術を発展させてはならなかったと考えています。

被害と加害は同根だと私は思います。誰か悪者がいるのではなく、玉突き現象のように被害と加害が連鎖していくことは、人類がもつ宿命ではないでしょうか。

日本人は他人の悲しみがわからなくなった

今の日本人は、闇を社会からとことん排除しているだけのように思います。善悪二元論で、たとえばオウム真理教を一方的な悪玉とし、ただ社会から排除するだけになりました。オウム真理教にも、ああなった「被害性」があったはずなのに、その「被害性」を他人事として社会は一切、見ようともしなかった。自分の中にも闇があるということに向き合わなくなったとも言えるかもしれません。

池田小事件の宅間守元死刑囚も、ただの悪魔とされましたが、虐待の被害者だという「被害性」は同情すらされませんでした。同様に光市母子殺害事件の大月孝行死刑囚も、子供時代にひどい虐待を受けた被害者です。一方、昭和時代の虐待サバイバーである永山則夫は、４人も無差別殺人をしたにもかかわらず、児童虐待の被害者として、その「被害性」を世間から同情されました。この違いは何でしょうか？

私はそこに、人々の、他人の心の悲しみや憎しみを自分事のように感じ取れる感受性の有無を感じます。永山則夫の被害性から殺人という加害に至った心境を、自分事として想像する感性が、当時の日本人にはまだあったのではないか。永山則夫の時代には、前述した捕鯨文化もあり、自然と共に生きていた時代の日本人は、他人の心の闇を自分事のように感じ取れたのではないでしょうか。日本人同士、「心のバカの壁」が小さかったのかもしれません。

しかし、平成になって、日本人は他人の悲しみや憎しみを、異質なもので自分とは無関係なものとし、排除するだけの社会になっていったように感じます。その結果、虐待サバイバーのような人たちが、大人になっても心の傷が癒されることがなく、異質なものとして排除され、社会に居場所がない人で溢れてしまったのだと私は考えています。

憎しみや怒り、嫉妬心という、あまりに大きな不幸に苦しめば必然的に生まれる人間として当たり前の感情を、異常なものと切り捨てる社会は、未熟な社会だと思います。その未熟な社会が生み出しているのが、これまで述べた無差別殺人に至った凶悪犯罪者たちだと感じています。

闇に向き合う社会の方が、健全な社会だと私は感じます。闇は誰の心にも存在するもので、異質なものでは決してないからです。

闇は光を生むこともあると思います。なぜなら、私に、虐待の後遺症という闇がなかったら、生まれなかった光が沢山あるからです。

第3章　回復への道のり

虐待サバイバーと向精神薬の薬害

私は35歳で複雑性PTSDと診断されるまで、多数の誤診とそれによる不適切な精神科の薬を投与されてきました。そこで、2度にわたって薬害に遭った体験をお伝えします。

２００９年の時点で厚労省は、ＳＳＲＩ（選択的セロトニン再取り込み阻害薬）という抗うつ薬の投薬について、慎重に行うよう医師に注意喚起しています。しかし、２００９年前後といえば、日本は空前の発達障害ブームが巻き起こった時期です。そして子どもから大人まで発達障害と診断され、ＳＳＲＩの薬漬けにされていました。向精神薬の過剰投与でプラス30キロ太った小学生がいると知り合いの教員から聞き驚いたことがあります。

私も20代後半は発達障害と誤診され、ＳＳＲＩやリスペリドンなどの劇薬を大量に投与されましたが、いずれもPTSDを治す薬ではありません。厚労省もホームページでは、SSRIは慎重に投薬するようにとの勧告を早くから出していましたが、精神科全体には情報が行きわたっていなかったように思います。

SSRIについては、薬害訴訟に発展している国もあります。また、秋葉原通り魔事件の加藤智大元死刑囚や、池田小事件の宅間守元死刑囚ような無差別殺人事件を起こした犯人は、SSRIを服薬していたことが知られています。事件との因果関係は明らかにされていませんが、SSRIは副作用で攻撃性・衝動性が増すことが指摘されています。

私は、虐待サバイバーのように親や社会に強い憎しみをもった人にSSRIを投薬することは、無差別殺人の「起爆剤」にならないか、と思うのです。ちなみに、私も過去にSSRIを投与されたことがあります。前著『わたし、虐待サバイバー』で描いた市役所時代に、職場の上司に愛着障害を起こし大暴れしてしまったり、会いに行く衝動性や攻撃性が異常に止まらなかった時期とSSRIを投薬された時期が、ピタリと一致するのです。私の場合、複雑性PTSDによる症状で衝動性や攻撃性が強かったこともあると思いますが、SSRIを投薬されたことで、さらに衝動性や攻撃性が増幅され大暴れが止まらなかったのではないかと思っています。SSRIを服薬しなくなってからは、衝動性や攻撃性が極端に治まったからです。

また私は、リスペリドンを20代後半に大量に投与されていました。この薬も複雑性PTSDを治す薬ではありません。3年前から、リスペリドンの薬害で遅発性ジストニアと遅発性ジスキネジア（顎が自分の意思と無関係に動く）になり、脳神経内科で治療を受けました。初期の症状は両眼だけで、チックみたいな感じから始まり、次第に両眼がギュっと私の意思ではなく強く力が入り（不随意運動）、両眼が開眼できない日も多くありました。そして両眼だけでなく、症状は次第に顔全体に拡がっていきました。顎の不随意運動もひどく、1年以上も症状が毎日続きました。両眼や顔に力が勝手に入り、開眼が片目ずつの困難だった時間が多いので、とにかくストレスが大きいし、頭脳労働に支障が出て困りました。症状が酷い時は、もう布団の上で寝ているしかない状態でした。

複雑性PTSDがようやく良くなってきた30代後半になって、今度は薬害で遅発性ジスキネジアになったのは、耐え難いものでした。SSRIやリスペリドンが複雑性PTSDを治療する薬ならまだいいのですが、効果がない上に薬害まで起きる劇薬を判断力がない急性期の虐待サバイバーに投薬するのは、精神科医の問題が大きいのではないかと遺憾に思っています。

心の傷に効く化学の薬はない

こうした体験から、私は今の精神科医療の、化学の薬に依存した治療法に疑問をもつようになりました。複雑性PTSDなどの心の傷に効く化学の薬はありません。PTSDの二次障害としてのうつ病や双極性障害、睡眠障害などの発症に対し、ある程度の精神科の薬を投与することは仕方がないにせよ、特に、複雑性ＰＴＳＤ急性期の虐待サバイバーへの精神科の薬の投与は、極力控えて頂きたいと切に願います。なぜなら、急性期の虐待サバイバーは希死念慮も強いためにＯＤ（過剰摂取）をしたり、薬物依存に陥り易いようなひどい状態だからです。また、副作用が強く、のちのち薬害になる可能性がある化学の薬を投与することは、デメリットの方が大きいのではないかと私自身の体験からは思います。

こうして、精神科の薬を飲んで攻撃性や衝動性が強く暴走した体験や、急性期を抜け出して病状が安定してきた頃に、過去の精神科の薬のせいで遅発性ジスキネジアという薬害に遭った体験から、人間は化学の薬ではなく、自然のチカラで回復することに目を向けるのが大事ではないか、ということを考えだしたのです。

春になると美しい牡丹の花が咲きますが、牡丹は２週間ほど花を咲かせて枯れると、すぐまた蕾をつけて、また花を咲かすのに１年かかります。私たち人間も牡丹と同じく、自然界の生命です。時が経てばまたゆっくりと回復し、花を咲かせる時期が必ずくるのだと思います。人間も生命なのだから、深い心的外傷も時が経てば、必ず回復すると私は信じています。

医療ばかりに頼って、身体に悪い過剰な化学の薬ばかり飲まなくても、心の傷も時薬《ときぐすり》で必ず回復するように私たち人間はできているのだと、もっと信じた方がいいように思うのです。人間を含め、自然は本来、自ら回復していく力を持っているのではないかと思います。

カメの産卵から学んだ自然のチカラ

私は、ミシシッピ・アカミミガメ（幼体の時はミドリガメの通称）の雌を飼育しています。今、およそ23齢くらいでしょうか。野生下か飼育下かなど環境で寿命は変わりますが、平均寿命が40年くらいとされているので、あと17年くらいは生きるでしょうか。長く飼育してきましたが、今日、水槽の水交換をしていたら、初めて無精卵を3つ産みました。初めてのことでビックリしました。水槽の中に砂場など産卵できる場所がないので、卵詰まりで死ななくて良かったと思いました。

卵がしっかり硬かったので、カメの栄養状態も良く健康なのでしょう。ニワトリもですが、同じ個体でも、体調や栄養状態で卵のサイズや形、殻の硬さが変わります。私のカメは1頭のみで飼育しているので、無精卵で間違いないと思います。

どうして今まで卵を産まなかったカメが、今年初めて産んだのか、不思議に思いました。昨年までの夏と今年の違いを考えてみると、1点のみしか違いがありません。それは、今年は散歩させてあげようと、自然の中に何度か出したからだという結論に私は至りました。いかに生き物は環境から大きく影響を受けているか、痛感した出来事でした。水槽の中で23年間ずっと暮らしてきたカメを、自然に近い環境に数日おきにでも少し出してあげるだけで、無精卵を産む体に変わったのです。

水槽から自然の中に出す前は、とても大人しく、動きものろく、噛みつく様子もなかったカメが、自然の中に出すようになってから、動きも活発になり、噛みつくこともあるくらい野性を取り戻している変化には、卵を産む前から私も気づいてはいました。水槽の中という環境では、元気がなかっただけなのだと今は思います。水槽の中という環境が、いかにカメにとって非自然的で異常な環境だったかが、見事にわかる出来事でした。

そしてこれは、自然を暮らしに取り入れれば、日本人は回復するという希望をもてた体験だったのです。

人間も自然の影響を大きく受けている

私たち人間も、自然に生かされています。自然のチカラをみくびったら駄目だと思います。精神的な病も、身体の病も、人間の感受性も、自然環境を日常的に取り入れるだけで、私たちの身体と心はちゃんと健康体に蘇るという視点を、もっと大切にすべきだと思います。医療だけに頼るのではなく、心的外傷という心の病を治すのも、人間にもともと備わっている自然治癒力をもっと信じた方がいい気がしたのです。自然治癒力を引き出すためには、大自然からかけ離れた今の暮らしを見直すことも、とても大事な視点だと思います。

私たち人間も自然の一部です。自然の中にいる時間をもっと意識的に増やせば、色んな病気も治りやすく、自然免疫も強化され病気にもなりにくく、また、本来の高い感受性も戻ってくるはずだと私は思います。

人工的な都会では、人間は知らず知らずのうちに不幸になっていきます。なんでもかんでも合理的に都市化していき、非自然的で異常な環境の中で暮らすようになって、次第に人間が不健康で狂ってしまったのではないでしょうか。虐待などで心の病になっていない人たちさえも情緒障害を起こしたり、本来の感受性を失って病的な人が増えているのではないかと思います。

身近な自然を感じて暮らす

私が飼育しているアカミミガメですが、時間があるときに1時間ほど、近所の池で遊ばせてあげています。狭い飼育ケースの中しか知らなかった私のカメは、自然環境が珍しく、とても楽しそうに見えます。昼間、池では美しい蓮の花を観ることができます。夜になると、池にはオーケストラが現れます。エゾアカガエルの大合唱が聴こえてくるのです。

池には色んな生き物が生息しています。よく、スズメバチが飛んできて、蓮の葉っぱの上に溜まった水を飲んで、同じ方角へと飛んで行きます。おそらくその方角に巣があるのでしょう。ハチは、仲間同士や幼虫に水を分け与える習性があるため、池のような水場では、ハチが水を飲みにくる姿を見かけることは珍しくありません。つまり、ハチのいる周辺には必ず水場があるということは、災害時を考えると、覚えておいて損はない知識だと思います。

カメの散歩に付き合う私は、ゆっくりと流れる雲や、心地よい風、人間以外の沢山の生き物がこの地球上で同じ時間を生きていることなどに気づかされ、濁流に飲み込まれそうな日々の生活とは異なる、穏やかな流れの時空に入ることができているように思います。自分のカメにとても感謝しています。

近所の公園に行って、樹々を下からのんびりと眺めることもあります。葉っぱがもう秋で、空も秋色です。空気も秋の香りがします。大都会にいても身近な自然は探せばいくらでもあります。

日本人の心（精神性）の土台は、日本の自然環境にあります。

添加物や不要な化学の薬で、戦後80年近くの間に、日本人は沢山の病気を増やしてきました。しかし、暮らしに自然を取り入れれば、今からでもデトックスできると思います。

先のコロナ・ワクチン禍で、国の過ちとは別問題として、国民側に過ちがあるとしたら、それは、人間を生かしてくれている存在を日本人が忘れ去ってしまったことだと感じています。人間は、新薬やワクチンで何十年と生かされてはいません。

人間は、「食べ物」で日々生かされています。「食べ物」とは、他の生き物たちの命です。そして、その命を育む大自然です。つまり、人間は自然によって生かされている存在であり、自然と分離しては絶対に生きていけない存在なのに、そのことを日本人は、忘れ去ってはいないでしょうか。自分たちを生かしてくれている存在を忘れてしまうと、人間は、薬害のような過ちを犯すのだと思います。

人間は、身体だけでなく心も自然と通じていると思います。自然や文化は心の栄養なのに、文化や自然をお金にならない無駄とし、近代合理主義の中でとことん排除していった結果、日本人の心が病んでしまうのも当然の結果だと思っているのです。

日本列島の自然がもつチカラの凄さ

日本は、原爆を落とされても浄化の早すぎる土地でした。100年は草木一本生えないと言われたのに、わずか十数年で、広島も長崎も草木が蘇り、人々は戦後も暮らせてきました。その事実から、日本列島の自然がもつチカラの凄さを、もっと日本人はよく考えるべきだと思います。日本は雨や台風が多い上、列島は北から南まで山脈という地理的な条件があり、小さな島国なので、汚れた土はすぐに海に流れ、浄化された水蒸気が雨となって降り注ぐというように、循環が早いのだと思います。大地が人間によって汚されても、浄化がとても速い土地。これほど幸運な土地に暮らす民族は、日本人だけかもしれません。

それ以外にも、高度経済成長期にあれだけ森林を切り倒し、野生動物を追いやっても日本は砂漠化せず、わずか30年ほどで森林が復活し、自然が豊かだから今や野生動物が全国的に増えすぎています。今は、野生動物たちに追いやられて困っているのは人間の方というあり様。日本の自然が持つチカラは、凄まじいものがあると思います。

身近な自然は、大都会でも探せばあります。意識して気がつくかどうかの違いです。日本人は、添加物や不要な化学の薬で毒まみれにされてきたけど、ちゃんとデトックスできる土地が日本列島であり、この自然環境が私たちを育んできたのです。虐待の後遺症である複雑性PTSDなど心の病も、それ以外のあらゆる病気も、日本の自然が癒してくれたり、治してくれるのではないかという希望を、私はもっています。

身近な自然を感じて暮らしましょう。日本の自然が必ず、私たちを救ってくれます。日本人は縄文時代から、自然と共に生きてきた民族なのだから。

竹林が示す2021年の破壊と再生

私はもともと本州の人間ですので、竹林は一般的に山に行けばある身近なものでした。しかし、北海道には竹林がなくて、本州に仕事で行くと竹林を観てとても懐かしく美しいなぁと思います。竹林は1つの生命体だそうです。1本の竹で1つの生命体ではなく、竹林は地下茎ですべてが繋がっているそうです。そして日本の竹は、120年に1度、花を咲かせ竹林ごと一斉に枯れます。それがなんと、2021年に全国各地で起きたのです。

120年に1度しか花を咲かせず、竹林が一斉に枯れるという現象は、人間が一生のうちに立ち会うにはとても珍しい出来事なので、竹のように人間の寿命より長い植物が花を咲かせ、林ごと枯れるという現象は、人間からすると不吉に見えたのでしょう。疫病の前触れだとか、地震の前触れといわれることもあり、今でも不吉だと言われることが多いようです。

2021年は、自然も人間も〈破壊と再生〉の年だった

ここからは私の個人的な感想になりますが、2021年に竹林が全国で花を咲かせ枯れたというニュースには、正直驚きました。なぜなら2021年は、人間の世界でも〈破壊と再生〉の年だったと思うからです。コロナ禍とワクチン禍で多くの人の命が失われ、人々は意見の相違によってあちこちで分断し、それまでの古い価値観や人間関係、生活のあり方などが大きく変わった年でした。私たちが暮らす世界は、科学で解明できていることはほんの僅か、〈目に見えるもの〉もほんの僅かで、実は自然も人間も、まだ解明されていない同じ法則が働いているのかもしれないと感じたのです。人間はもっと、今の科学で解っていることなどほんの僅かなのだ、という謙虚さを持ってこの世界を観るべきではないかと思います。人間にその壮大なパズルが解明できなくても、人智の及ばない世界の中で私たちは生かされているのだと、感じる

ことはできるはずです。

２０２１年前後は、野生動物にも異変が起きた年だったと思います。北海道の標茶町でＯＳＯ18というヒグマが出現した年でもありました。ＯＳＯ18は、次々と家畜を襲撃したヒグマでしたが、私は少し変なヒグマだという印象を受けました。なんだか人間に憎しみをもったヒグマのように感じたのです。それは、北海道の大自然の神々が怒っているのではないかと。

日本の自然は日本人を愛しています。この年、日本中の竹林が枯れたことと同じように、自然は様々な方法で人間の悪事にメッセージを送ってくれているのに、その声が現代の日本人に聴こえなくなったのだと思います。

自然は時に大災害を引き起こし、人間にとって大変な脅威となることがあります。しかし、今の日本人は、大災害でも起きない限り、自然というものを意識して暮らしていないように感じます。大自然によって自分たちが育まれ、日々生かされていることには無関心ではないかと思うのです。２０２１年に全国で枯れた日本の竹林やヒグマのＯＳＯ18が、日本人へ大切なメッセージを伝えてくれていたとしたら、日本人は、自国の自然にこんなにも愛されているのだと私は思います。

こういったことを、「オカルト」と一蹴してしまうのは簡単です。でも、科学で解明できていないことの方が大半の世界に私たちは暮らしているのです。科学で解明できていないことをすべてオカルト扱いしてしまうことは、あまりに愚かで哀しいことだと私は思います。

日本語の多様さを見れば、日本人の心がわかる

「心のバカの壁」で述べたように、人間には「知的」な理解力と「情的」な理解力の２つがあります。本来、日本人は心と心で通じ合うことが得意だったのに、近代合理主義の中で、その能力を次第に失っていったのではないかと私は感じています。前述した熊撃ちの名人のように、日本人は古来より自然と共に生き、感受性のとても高い民族だったと思っています。戦後、80年ほどの間に感受性を失っていったことが最も危機的なことで、日本経済が立て直せないのも、精神科医に心ない医師が多いということも、日本人全体が、情（心）で通じ合う能力を失っていったことが原因ではないかと考えています。

また、日本語の多様さを見れば、日本人の心がわかると私は思います。例えば「雨」という表現は、日本語で４００語以上あります。日本人の主食は米ですから、稲作には大量の雨が必要です。しかし、降りすぎても土砂災害などが起きてしまう。そのため、日本人は雨をよく観察し、深く付き合ってきたのでしょう、その結果として４００語もの雨という表現として残っているのだと思います。「空」も「宙」も、日本語では沢山の言葉があります。季節も４つではなく、七十二候の季節があります。つまり、かつての日本人は、５日おきに季節の捉え方が変わっていたのです。

美空ひばりさんの「川の流れのように」という歌のように、日本人は川を人生に例えたり、『方丈記』でも、「ゆく河の流れは絶えずして、しかももとの水にあらず」と、この世は移り変わることが真理であると、河という自然を観て悟っています。日本人は、自然からこの世界の真理を読み取ることが非常に得意であり、日本人の心とは、自然と一体と言っても過言ではないのではないしょうか。

私は最近、「心的外傷」を癒す答えは、現時点の日本の医療界には無いと感じるようになっています。例外はあっても、日本の多くの医師は、「心の傷」というものを治療対象として扱いません。化学の薬を不必要に投与するだけです。私は今までずっと日本の医療界に「心的外傷」を癒す答えを捜していましたから、捜していた答えの在り処を間違えていたと思うようになっています。「心的外傷」を癒す答えは、自然や文化を暮らしの中に取り入れていた昔の日本人の生き方にヒントがある気がします。

人間も竹林と同じような存在

私は、一斉に枯れた竹林を不吉だとは感じません。むしろ、とても魅せられます。人間に、「この世界はすべてが繋がり、すべてが1つなんだよ。人間も同じなんだよ」ということを具現化して伝えてくれていると思っているからです。

竹林が地下茎ですべてが繋がっているように、私たち人間も、たとえ一生出逢うことがなくても、地下茎のようなもので現世の者たちと横断的に繋がり、そして、故人たちとも縦断的に繋がっている。私たち人間も、竹林のように1つの生命体と言えるのかもしれません。そう考えると、この世界に〈他人事〉というものは存在しないと思うのです。

例えば、児童虐待による重度の後遺症である複雑性PTSDを抱えた虐待サバイバーを迷惑な存在とみなし、他人事と考えてきた現代の日本社会は、今後、他人事では済まされない事態に陥っていくでしょう。すでに雪崩は起き始めていると私は感じています。人間も竹林のように地下茎で繋がっている存在なら、複雑性PTSDの放置は、日本社会が全体として滅んでいくでしょう。

少なくとも、日本人本来の生き方に立ち返るため、過去の情報を紐解き、再考すべき時期にきていると私は思います。近代合理主義の中で失われた文化であっても、素晴らしかったものは再び日本社会に取り戻せばいいと思うのです。

複雑性PTSDは、児童虐待の被害者だけがなる重病ではありません。戦争や迫害もその原因となります。コロナおよびワクチン禍や世界の戦争・紛争なども、別々に独立した問題ではなく、すべてが関連しているのではないでしょうか。

口頭伝承ができる精神科医は名医

高度な伝達手段は言葉や文字だけではないと思います。実は、私には4年と3ヵ月、熱心に診てくれた精神科医の先生がいました。その主治医が私にしてくれたのは、口頭伝承みたいなものだったのだなと今は思います。

私は、縄文人やアイヌ民族のように、〈文字のない民族〉が「口頭伝承」で後世に智慧を伝えていたことを、〈文字がある民族〉より下等なやり方だとずっと思ってきました。なぜなら、文字の方が正確に情報が伝わると思っていたからです。口頭伝承だと、災害、飢饉、突発的な事故などで伝える側の人間が死亡すれば、簡単に情報が途切れます。

しかし、文書と口頭伝承では、文字や言葉に変換できないような心の成熟という知識の伝達能力は、口頭伝承の方が上だったのだろうと今は思います。人と人が長い時間をかけて対話する人間的作業である口頭伝承においては、聴く側が伝える側の人間を慕い尊敬していれば、なお伝わりやすいと思います。口頭伝承では、知識だけでなく心まで伝わると感じます。文字という手段で書き手の心まで伝えるのは、どれだけ表現が上手くても難しいのです。

だから、縄文人やアイヌの人たちの「核」だった「精神世界」は、口頭伝承だからこそ、長い年月、後世に伝わったのだと思います。精神世界は「物質」ではありませんから、原理的に

「文字」に変換できず、伝わらないのです。

主治医が私にしてくれたのは口頭伝承みたいなものだったと述べましたが、私が主治医を尊敬して慕っているから、主治医のアドバイス（知）が「情」と一緒に私の中に抵抗なく入ってきたわけです。これは、同じアドバイスでも「誰が言ったのかが大事」ということを意味しています。同じ内容を言われても、言われる相手によって素直に自分の中に入ってくるアドバイスもあれば、言われる相手によれば入ってこなかったり、時には抵抗感を強く感じて反発する体験は皆さんもあるかと思われます。縄文人やアイヌの人たちは、古老を尊敬していたから、言葉が相手の心と一緒にすっと入ってきたのだと思います。

だから精神科医は、口頭伝承ができたら名医なのだと思います。それには、精神科医に知識だけでなく、愛情や心がないと不可能だと思います。今の精神科医療の課題は、口頭伝承のような技術をもった治療者が少ないということではないでしょうか。

人間的な対話の重要性

患者と人間的な対話がもっとできれば、精神科で処方する薬はもっと減らせる気がします。そして、心の栄養である自然や文化を病院環境に取り入れることです。

自然に関心があり、文化的な要素がある精神科医ほど優秀という見解を、患者としての長年の個人的な体験からもっています。私は、ＳＳＲＩを過去に投薬され、薬害で攻撃性・衝動性が酷かった時期もありますし、リスペリドンの長期服薬によって、もう3年以上、遅発性ジスキネジアの薬害に遭っていると書きましたが、このような投薬が、心的外傷の患者に必要だったとは思えません。必要なのは、口頭伝承のような人間的な対話だったと思います。

日本人は世界の人口の１・６％しかいないのに、世界の薬の40％を消費しています。国民皆保険という日本独自の奇跡の制度により、国民みんなが医療をある程度平等に自己負担が少なく受けられるメリットがある半面、医師と製薬会社による巨大利権という闇を生み出しました。日本は世界の製薬会社にずっと狙われてきた歴史があります。

日本人に特異的に多い病気は、不要な化学の薬の薬害の可能性もあると思っています。

薬物治療が主流の今の日本の精神医学に欠けているものは、自然や文化、そして私の主治医がしてくれた口頭伝承のような、温かい心がある人間的な対話だと思います。

〈無駄〉とは、心の傷を癒すもの

効率や合理性ばかりを追求する社会になると、〈無駄〉というものは、とことん要らないものとして排除する社会になっていきます。しかし、〈無駄〉こそが、人間の心（精神性）を豊かにし、深い心の傷さえも癒す大切なものだったのではないでしょうか。

時薬は、無駄の多い社会の方がより活きていたのでしょう。心（精神性）は、目には見えません。だから物質的な豊かさが、人間にとって目に見える分かりやすい幸福に見えるのですが、人間は身体（物質）だけでなく、半身は心（精神性）でできています。人間は、半身を失っては生きていけません。〈無駄〉こそが、人間の心（精神性）という半身を健全に維持するための重要な栄養分だったのだと思います。人類が効率と引き換えに失ったものは、心ではないでしょうか。

〈無駄〉とは、文化や自然、のんびりした穏やかな一人の時間なのだと私は思います。文化や自然というものは、基本的にお金になりません。お金を生み出さない〈無駄〉をとことん排除した今の社会が、人間の心（精神性）を蝕み、結果的に心を病むから、〈経済〉をも破綻させてしまうのだと思います。

人類が効率と引き換えに失っていったものは、人間の半身である心・精神性という、とてつもなく大きなものだったと思うのです。虐待サバイバーなど心の傷が深い人は、ぜひ、自分にとっての〈無駄〉を探してみましょう。

〈PTSD治療〉と〈心の傷を癒すこと〉は、似て非なるもの

治療者の間でも、当事者の間でも、トラウマ治療という言葉が一人歩きしているように感じ

ます。私は、医療のトラウマ治療だけが唯一のＰＴＳＤの解決策ではないと感じています。また、ＰＴＳＤ治療と心の傷を癒すことは同じものに思われますが、これらは似て非なるものだと思い始めています。心の傷を癒すことは個別性の問題だし、主に、セルフケアでやるものです。一方、ＰＴＳＤ治療は、汎用性のある手法で個別性の要素が低いものです。

だから私は、心の傷を癒すことを、自分なりに考えてやれるところから実践しています。そして病院での治療は、「非日常」の局所的な時間と捉えています。

一方、心の傷が癒されるのは、日常という暮らしの中での工夫でもあるのだと思います。非日常という治療よりも日常という暮らしの方が、私たちにとって大切なものだと思います。

私は、自然観察以外では「書くこと」が好きなので、書くことは私にとっての心の癒しの1つになっています。また、自然、芸術、文学、音楽、文化など、心の傷を癒してくれるものは、トラウマ治療以外にも沢山あると思います。これらは個別性が強いので、自分の心が癒される何かを自分で意識して見つけていきましょう。1つでもそうしたものが多い方が、心の傷は癒されやすくなると思います。

例えば、書籍を読むにしても、私も以前はトラウマ関係の本をよく読んでいましたが、今は、トラウマとは関係のない優れた小説や随筆を読むことが増えました。また、ジャンルを問わず、映画館で映画もよく観るようになりました。すると、意外と心の傷を癒す答えが、トラウマとは無関係な書籍や映画に描かれてあったりします。本を読むことが症状的にしんどい方は、のんびりと美術館や自然の中へ出かけていくこともお勧めです。美術館や自然の中へ行くと不思議と心が穏やかな静寂に満たされます。芸術や自然には、心の乱れを整えてくれる作用があるのだと思います。

つまり、セルフで「心の傷が癒されるもの」が、その人にとって1つでも多い方が回復していけるし、何か1つ失っても「別の癒し」が沢山ある状態を作ることが、大事だと思っているのです。前述した「浅い心」を広げましょうと同じ意味でもあります。

トラウマ治療という言葉が一人歩きしてしまっているイメージがあって、何か特別なトラウマ治療がないと、PTSDは回復しないかのように思っている人が多いのではないかと感じています。トラウマ治療も大事だけど、日常の暮らしの中で、個人も、社会も、心の傷が癒されるような環境にしていくことの方がもっと大切だと、個人的には思っています。

また、後述しますが、食生活の改善や運動療法もトラウマ治療に効果があると思います。特に、軽い鬱であれば適度な運動をすると副交感神経が優位になり、全身がリラックスできますから、無理のない範囲で意識的に運動を取り入れた暮らしをするとうつ病予防になるし、トラウマにも効果があると実感しています。何より散歩などの運動であれば無料でできます。

これは虐待サバイバーに限らず、すべての人に言えることだと思っています。昭和時代ののんびりした日本であれば、日本人は季節毎に、文化的な行事を取り入れ、上手に気分転換をしていたのだと思うのです。

田んぼとカエルと私たちの命

北海道に20年暮らしてきましたが、昨年、諸事情で地元の兵庫県の姫路に引っ越してきました。姫路といえば、瀬戸内海沿いの街です。

夏は、日の出と共に田んぼでカエル採集をして楽しんでいます。日本には43種（亜種を含む）のカエルが生息しています。北海道にいた頃は、ニホンアマガエル、エゾアカガエル、国内外来種として函館の近くの大沼に人為的に持ち込まれたアズマヒキガエルの3種しかおらず、寒冷地で本州と比べて田んぼも少ない北海道では、カエルはあまり身近な生き物ではありませんでした。瀬戸内に引っ越してきて、田んぼに生息する小さな生き物たちに目を奪われます。田んぼには主に5種のカエルがいるそうですが、ツチガエルが一番多く、次いでニホンアマガエルをよく発見できます。おそらく、トノサマガエルやニホンアカガエルもいると思うので探してみます。田園風景が美しいです。お米が主食の日本人にとって、田んぼは私たちの命そのものなのです。

カエルが田んぼに生きていることは、私たちの健康な命に繋がっています。私たちの命と健康を支えてくれている農業や、そこに暮らす生き物たちが、私たちの暮らしの基本であるということ。命や健康を一番支えてくれているものは、実は医療ではなくて、食べ物なんですね。

そして、その食べ物という生き物を育む大自然が、私たちの命を支えてくれているのです。そういう当たり前のことに、今さらながら私は気付かされました。

精神科医療の中だけに複雑性ＰＴＳＤから回復する答えを捜し求めすぎて、薬害にも遭ってしまいました。自分を生かしてくれている大切なものを忘れ去ると、人間は大きな過ちを犯してしまうのですね。食料自給率が38％しかないこの国で、添加物などの有害なものが多く含まれている食事や環境毒に囲まれた日本人は、テクノロジーの発展よりももっと優先して農業に取り組むべきだと私は思うようになりました。日本人は一度、人間が幸せに生きていく道を再考すべき時に来ていると思います。ＡＩなどのテクノロジーの発展もいいけれど、デメリットも不明の中、このまま突き進んでいいのだろうかと思います。一度、立ち止まって考えてから導入しても、遅くはありません。私たちを生かしてくれて、幸せにしてくれるのは、果たしてテクノロジーか、あるいは、大自然なのか。私は、行き過ぎたテクノロジーはもうこれ以上要らないと思うようになっているし、大自然に感謝し自然と共に生きる方が、人間は健康で幸せだと思うようになっています。

心の深い傷も、大自然によって癒される気がします。解剖学者の養老孟司さんが「対人関係」だけでなく「対物関係」をもつ方がいいと仰っていて、昆虫採集のような人間関係とかけ離れた世界をもつ方がメンタルを病まないと指摘しているのですが、そのことに似ていると思います。

第4章　トラウマと共に生きていくということ

平凡な暮らしが幸せ

私は最近、平凡な暮らしが幸せだと感じられるようになりました。こう思えるようになれば、虐待サバイバーとしては回復した、と言っていいと私は思います。心的外傷による病状は生涯にわたり残るでしょうけれど、平凡な暮らしが幸せだと思えるようになれば、回復していると思います。だって、虐待サバイバーは子ども時代に平凡な幸せを知らなかったのです。そして、大人になって平凡な暮らしを手に入れても、愛情不足で自己肯定感が極端に低く、承認欲求が異常に強くて、平凡な幸せでは全く満足できず、せっかく手にいれた平凡な暮らしを自分で壊してきてしまったからです。

私には、助けてくれたり、遊びに誘ってくれる友人が少なからずいて、衣食住も最低限、困らない生活が手に入っているし、安くて気に入った古民家に住めて、自然が豊かで地域の人たちが優しくしてくれて……。こんな平凡すぎる今の暮らしが、幸せだと心から思えるようになりました。これは、かなり心的外傷から回復できたと言えると思います。昔の私は、大きな幸せしか幸せだと感じなかったからです。

「幸せとは何か」が、長くわからない人生でした。でも今は、穏やかで、平凡な暮らしが幸せです。大勢の友達がいなくても、多くのお金がなくても、助けてくれる身近な友人が数名いてくれたり、地域の人が温かく接してくれるだけで、十分に幸せと感じられるように回復したのです。

この章では、私がこのように思えるようになったいくつかの智慧を、お伝えさせてもらいたいと思います。

懐かしさを暮らしに取り入れる

北海道から故郷の瀬戸内に引っ越してきたと述べましたが、姫路は地元の近くの街なので、妹やその友人との付き合いも増え、日曜日は、カラオケや映画、誕生日会、流れ星を観に行く……等、温かい人との交流も増えました。今日は、友人の退院祝いで焼肉パーティをしています。楽しくて、とても充実した日々を過ごせています。困った時は、みんなよく助けてくれるし、とても幸せです。近所や地域住民の方も、とても温かくて、優しい人ばかりです。昭和の良き時代の雰囲気が残っている地域なので、人のつながりが濃くて、自治会の行事なども多く、それなりに大変さもありますが、ノスタルジックな雰囲気が私には、北海道より相性が良いようです。もともと生まれ育った土地ですから、土地と人とは一体なのでしょうね。

地域の温かい人のつながりがあり、優しくしてくれるのはありがたいです。大家さんも優しい方だし、色んな人に護られ、恵まれています。田舎暮らしで不便かといえば、人との温かい繋がりがあれば車もいりません。先日、妹や友人、合わせて6人で映画を観に行きましたが、私以外はみんな車をもっているので、車が必要な時は必ず誰かに頼めるのです。だから大きな買い物も、少し遠い病院通いにも困らず、田舎でも車なしで生活が成り立ちます。車を持つとお金もかかるし、私の場合、解離という病状もあって事故率が高いので、田舎でも絶対に車は持ちたくない派なのですが、仲の良い友人や温かいコミュニティが形成できれば、田舎でも車はいらないなと思います。

新しい家は、古民家風の小さな庭付きの借家を選びました。小さな借家ですが1人暮らしには十分なスペースがあるし、家賃がとにかく安い！　月2万4000円のお家賃ですが、大家さんが内装はとてもきれいにしてくれているので、住んでいて汚らしさはありません。工夫をすれば、田舎でも楽しく生活費も安く暮らせます。

古民家風の新しい家の玄関は、もみじ模様が入ったガラスの引き戸で、部屋の天井には囲炉裏の跡が残っていたり、お風呂は昔のタイル、床はフローリングではなく畳という昭和時代の雰囲気がある部屋がとても気に入っています。私が5歳まで幸せだった時代の懐かしい黒電話や柱時計、足踏みミシンやちゃぶ台など、昭和時代の懐かしい物も部屋に沢山置く工夫をしています。心的外傷の回復には、暮らす土地や住む家は、とても大事だということを実感できているこの頃です。

引越してきてすぐの頃、小さな庭にレモンの苗木を1本植えました。11月になると、5つのレモンが収穫できました。もちろん無農薬です。「身土不二《しんどふじ》」という言葉がありますが、「体(身)と土地は一つである」という意味で、身近なところで育ったものを食べて暮らすのがよいと言われています。レモンはデトックス効果が高いとされていますが、庭で収穫したレモンを食べてから、薬害のジスキネジアも少しずつ良くなってきています。

家の側には、田んぼの用水路があって、夜になると、水のせせらぎが聴こえてきて非常に心が落ち着きます。鈴虫も鳴いています。夏は夜になるとカエルの大合唱だったのに、秋の夜長は秋の虫の音が聴こえてきます。自然や季節の移り変わりが自宅にいて日々感じられることは、経済的な豊かさとは別に、現代では非常に豊かなことだと思います。周辺環境も田んぼや山が多く、生き物がたくさんいる自然豊かな土地で、私が5歳まで幸せに育った原風景の土地に引っ越してきて心が癒されています。

「懐かしさ」という癒しは、誰にでも何かしらあると思うのです。自分にとって幸せを思い出せる懐かしさを暮らしに取り入れることは、心的外傷からの回復にはとても大事だと思っています。

PTSD（心的外傷）や虐待の後遺症からの回復に必要なものは、トラウマ治療などの医療や福祉サービスだけではないと感じています。また、自然と共に暮らしていた時代の人間らしい「文化的な暮らし」は、誰にとっても人の心を癒してくれる大きな力があると感じています。

田舎で空がとても広く、夕焼けがとても美しいです。空の色や夜の虫の音から季節の変化を感じます。北海道での暮らしが長かったので、本州の瓦屋根や竹林が懐かしく、日本的な風情があるなぁと感じます。近所のお寺の鐘が毎日夕方5時に鳴りますが、幼少期の地域も、同じく夕方にお寺の鐘が鳴っていました。お寺の鐘が鳴る夕暮れの中、幸せいっぱいだったあの頃家に、夕飯に間に合うように走って帰った幼い頃の懐かしい記憶を思い出すことができる土地に、根を下ろしています。

虐待サバイバーは食生活を改善してみよう

2023年8月1日に、ツイッター（現X）で簡単なアンケートを実施してみました。

質問内容は、虐待サバイバーで、子ども時代、親があまり手作りの料理を作らず、食生活が悪い中育った人はどのくらいいますか？　という内容です。

結果は、虐待サバイバーは、子ども時代から食生活が悪かった・あまり良いとはいえなかっ

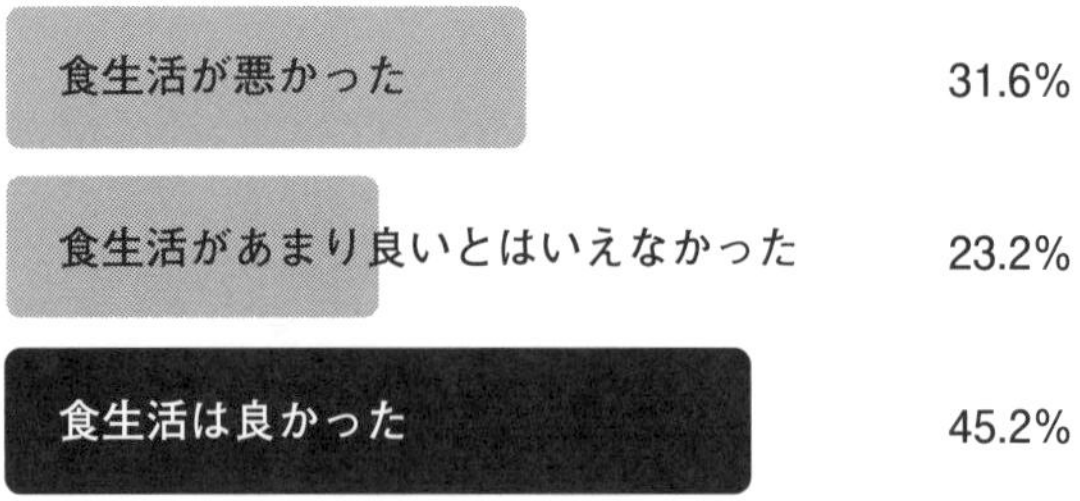

図3　虐待サバイバーに子ども時代の食生活について行ったアンケート結果

たという人が、約6割というものです。この結果から虐待サバイバーは、複雑性ＰＴＳＤ以外が原因の身体症状もあるのではないか、と考えています。

　複雑性ＰＴＳＤは、多数の精神疾患だけでなく、慢性疲労感・倦怠感や全身の慢性的なコリ、原因不明の疼痛、線維筋痛症、頭痛、女性なら月経前不快気分障害など、身体症状も重いことが指摘されています。ただ、これらの身体症状はすべてが複雑性ＰＴＳＤに起因して生じているわけではなく、子ども時代からの食生活の悪さも、相当に影響があるのではないかと私は思います。

　私の実体験をもとにお話しさせてもらいますと、私は中学1年生以降、親が食事をまったく作らなくなったため、コンビニ弁当やカップ麺ばかりの食生活になり、中学時代は酷い便秘に苦しみました。そして高校生くらいから、慢性疲労感・倦怠感、異常な身体のコリが酷く身体症状が発生しました。そして、成人して39歳までずっとその症状に苦しんできました。成人して35歳の時に複雑性ＰＴＳＤだと気が付いてからは、複雑性ＰＴ

SDのせいで身体の慢性疲労感や異常なコリが取れないのだとずっと思ってきました。しかし、39歳で食生活を改善したら、2~3ヵ月で身体が見事に楽になったのです。

私の場合、子ども時代（中1）から、日々の食生活がコンビニ依存でした。これが習慣化してしまい、成人しても自炊の習慣は身に付かず、39歳までコンビニ弁当やカップ麺、菓子パンがメインの食生活をずっと続けてきてしまったのです。

小学校時代は、母は食事を作っていましたが、義父が私に「料理を作ることは女の仕事」と言って暴力的に日々料理を作ることを強要し、逆らえば殴られるのが日常だったため、台所で震えながら、母の調理をいやいや手伝っていました。

母も精神的に余裕がなく、楽しく料理を教えたかったと今は言っているのに、当時はイライラして、少しでも私がミスをしたら激しく怒鳴るため、私は母にもビクビク脅えながら料理を手伝っていました。結果的に私は、「料理は大嫌い！」という大人になり、食べられれば何でもいいと、先に述べたような食生活になってしまったのです。

私が改善した主な食生活

食べ物の大事さに気付いてから、私が行った食生活の改善は次のようなものでした。

主食は、白米から玄米へと変えてみました。白米は栄養がある部分を削り取った粕ですから、やはり生きた玄米の方が栄養が豊富で、生命力があります。玄米は少し食べ辛さがありますが、白米より香ばしく、身体が玄米を食べたいと欲するのです。玄米を食べると身体の全細胞にエネルギーがいき、身体が元気になっていく感覚がとてもあります。

また、毎日梅干しを1つ薬として食べています。昔の日本人はそれをしていました。竹林の話を前の章で書きましたが、「松竹梅」は、日本の自然の植物の中でも、かなりデトックス効果も高いのだと思います。

大豆食品を毎日食べるために、牛乳はやめて豆乳に。時間があるときは、自分で選んだ大豆から自家製の豆乳を作って飲んでいます。市販の豆乳だと、遺伝子組み換え大豆を使用しているものが多いからです。また、有機の大豆で作られた味噌で味噌汁も作って、日々飲んでいます。ペットボトル飲料も極力やめました。

塩も、栄養価ゼロの化学塩（精製塩）をやめて、ミネラルが豊富な自然塩しか摂取しないことにしました。私は、宮古島で作られた雪塩をネットで購入して、日々の料理などに使っています。化学塩では摂れないマグネシウムなどのミネラルもこれで摂取できます。

また、松葉茶やよもぎ茶、庭で採れたドクダミの葉を乾燥させたドクダミ茶など、デトックス効果が高いお茶を鉄瓶で沸かして、1日1度は飲んでいます。鉄瓶で沸かすことで、鉄分も同時に摂取できます。食事で足りない栄養価は、サプリメントで補うこともしています。

たまに添加物などの毒を摂取することもあるのですが、基本的には摂取しないというスタンスの食生活へと大きく変えてみた結果、高校生の頃から20年以上悩まされてきた酷い慢性倦怠感・疲労感、全身の酷いコリなどが、見事に消失したのです！　虐待サバイバーは月経前の症状が非常に重い人が多いですが、月経前の重い症状もかなり軽くなりました。

虐待サバイバーで身体的症状に苦しんでいる方で、食生活が子ども時代からずっと悪い人は、試しに食生活を改善してみてほしいと思います。

食生活を改善する福祉的なサポート

ただし、複雑性ＰＴＳＤが重度の急性期の時期だと、料理を作ろうにも、病気が重くて作れません。ですから精神科でも、複雑性ＰＴＳＤには、安易に化学の薬を出すよりも食生活を改善する福祉的なサポートをした方が、効果があるのではないでしょうか。食生活の改善は、身体症状だけでなく情緒的な安定にも寄与する可能性があります。

成長期の身体を日々作る子ども時代に毎日の食生活が悪いことによって、成人した頃から身体に異常が出ても、全く不思議ではありません。人間は誰しも、身体も心も食べ物でできています。特別なトラウマ治療だけが症状を改善するのではなく、日々の生活の基本である「暮らし」を見直してみることも、トラウマ治療にはとても大事な視点ではないでしょうか。食生活の改善は、その1つとして重要なものだと思います。

虐待サバイバーは子ども時代、「健全な暮らし」が得られなかった人たちです。だけど、大人になってからでも遅くはないと思います。今はＹｏｕＴｕｂｅで何でも情報が流れていますから、料理の仕方がわからなくても簡単に調べられます。食生活の改善は、特別なトラウマ治療よりもっと大切な「暮らしの改善」という視点かもしれないと思うのです。人間の中心は、非日常的な医療ではなく、日々の「暮らし」だからです。

トラウマへの考え方を変えてみよう

ＰＴＳＤ（心的外傷後ストレス障害）の治療・研究が海外と比べ遅れている日本ですが、昨今、専門家の間ではトラウマの臨床・研究が盛んになってきており、トラウマ治療に関する書籍もいつくか出版されています。また、ＥＭＤＲ（眼球運動による脱感作と再処理療法）やＳＥ（ソマティック・エクスペリエンシング）など海外で確立されたトラウマの治療法が日本にも入ってきており、トラウマ治療は最近になって、精神科医療の現場や臨床心理士（公認心理師）の方々も実践される方が増えてきたように思います。

私自身もトラウマ・サバイバーとして、臨床心理士のＳＥなどトラウマ治療を受けたことが過去にあります。確かに、こうした特殊なトラウマ治療を受けた後は、身体が非常にリラックスするため、解離やフラッシュバックが起きにくくなり、治療効果は高いと感じました。しかし、ＥＭＤＲやＳＥなどの特別なトラウマ治療が、心的外傷を抱えた人の「すべての問題」を解決してくれるわけではありません。トラウマ治療を受けたからといって、心的外傷という「心の傷」が綺麗さっぱり消えてなくなるというものではないと私は思います。心的外傷（トラウマ）は、治療者によって消し去ることが「回復」ではありません。では、トラウマからの本当の回復とは何でしょうか？

心的外傷（トラウマ）への治療だけでなく精神疾患全般に言えることだと思いますが、薬物治療や、心理士や精神科医などのカウンセリングも、あくまでその人にとっての補助的な支えでしかありません。その人の心の傷や抱えている問題すべてを消し去る魔法のような治療法はなく、前述したトラウマ治療法は、解離やフラッシュバックなど激しい症状を「緩和する」ために用いられる治療だと私は捉えています。

つまり、心的外傷（トラウマ）というものは、治療によって「消し去る」「完全に治る」ことがゴール（＝回復）ではないというのが私の見解です。心的外傷（トラウマ）も含めてその人の人生であり、その人がトラウマと共に上手に生きる道を探す方が大事だと私は思うのです。

そうはいっても、虐待による成人後の後遺症は、本当に壊滅的なほどの重度障害です。なので、できる限り、急性期の激しい症状を緩和する治療法を、被害者が若いうちに理解ある適切な治療者に巡り会えて、早く適切に受けられた方が絶対にいいことは確かです。私自身、20代のすべての期間を重度の虐待の後遺症（複雑性ＰＴＳＤや解離性障害、愛着障害など）を抱えて過ごし、理解ある支援者にもつながることができませんでしたから、本当に地獄だったし、友人も安定した職も沢山のものを失いました。

ある程度回復してきた今の私が思うことは、トラウマ（心的外傷）からの回復とは、虐待の後遺症をすべて消し去ったり完治することではなく、心の傷を抱えながらも、それと共に上手に生きる道を見つける方が大事だということです。過去の心の傷が完全に消えなくても、そして、これから生きていく中で避けられない辛いことが沢山あっても、上手に怒り、上手に人に頼って助けてもらい、上手にその場所を分散していく。そういう自分になれることが、トラウマ（心的外傷）からの本当の回復と言えるのではないでしょうか。

『もののけ姫』から読み取る虐待サバイバーの未来

ここで、心の傷が完全に消えなくても、トラウマと共に上手に生きる未来へと辿り着いたある人物の物語を紹介したいと思います。それは、宮崎駿監督のアニメーション映画『もののけ姫』です。

宮崎駿監督は『もののけ姫』を虐待サバイバーという意図で描いたわけではないでしょうけど、国民的アニメーションというみんなが知る映画から、視点を変えると虐待サバイバーの回復のヒントが得られることもあるかもしれないと思い、以下に私なりの考察を紹介させてもらいます。

映画『もののけ姫』は、そのタイトルから「もののけ姫」であるサンが主人公のように思われがちですが、アシタカが主人公の物語だともいえると私は思います。私が『もののけ姫』を最初に映画館で観たのは中学生の頃だったと思いますが、率直な感想は、同じくジブリ映画の『風の谷のナウシカ』同様、「人と自然の共存」をテーマとした映画だという感想を持ちました。確かに「人と自然の共存」というテーマも『もののけ姫』には大きな要素としてあると思いますが、アシタカ自身が自分に降りかかった不条理な現実をどう乗り越えるか、というアシタカの物語とも読み取れます。

『もののけ姫』は、人への憎しみをもち、祟り神と化した巨大なイノシシの神（ナゴの守）がエミシの村を襲い、アシタカが村人を助けるためにナゴの守を倒したことによって、アシタカ自身に呪いがかけられてしまうところから物語が始まります。

アシタカは村人を守るためにイノシシの神（ナゴの守）を倒し、何の非もないのに、死に追いやられる呪いをかけられてしまうという不条理な不幸を背負います。その右腕には次第に、アシタカを死に追いやる呪いのアザが現れます。

アシタカは呪いによって村を追われ、呪いを絶つための方法を探すために、祟り神であるイノシシが来た西の地へと旅立ちます。映画の中では分かりやすく描かれていませんが、この時点で、アシタカは村には二度と戻れず、婚約者とも別れることとなり、村の長となるはずだった未来もなくなり、大切なものすべてを理不尽に失った状態となっています。

つまりアシタカは、何の因果関係もなかった祟り神のイノシシによって、命さえも助かるかどうか分からない身となり、不条理に絶望的な人生にされてしまっているのです。この時のアシタカの心理状態はいかばかりでしょうか。アシタカは理性的な少年であることから、彼自身の内面の苦しみがほとんど映画では描かれておらず分かりづらいのですが、アシタカは祟り神のイノシシから、憎しみ、怒り、哀しみという強烈な負の感情を連鎖的に引き継いでしまった存在なのです。

一方、アシタカが倒した祟り神の巨大なイノシシの神（ナゴの守）ですが、無関係な村を襲い、自身の恨みから他者に危害を加えるだけでなく、ナゴの守自身も最期は、自身の恨みによって身を滅ぼしています。つまり、祟り神になるということは、他者を巻き込むだけでなく、怨み、憎しみ、怒り、哀しみの感情に負けて、自分自身も身を滅ぼし、不幸になるということなのです。

『もののけ姫』は、呪いをかけられたアシタカが不条理な不幸を背負ったことから強烈な自身の負の感情に負けて祟り神となり、身を滅ぼしてしまうのか、あるいは、そうした負の感情を乗り越え、希望ある未来へと行けるのかという、アシタカ自身が不幸をどう乗り越えるのかについての物語だとも読み取れます。この点が、虐待という不条理な不幸から後遺症を患い苦しむことや、親や社会への強い怨みを背負った虐待サバイバーの運命（人生のテーマ）と非常に似ていると、私は思うのです。

アシタカの怨みである腕のアザは、戦の地では兵士の首や腕を切り落とし、無関係な他者をどんどん加害していきます。虐待の後遺症で怨みを抱えた虐待サバイバーにとっても、自身の被害体験から他者への加害は起きやすい現象です。また、アシタカの腕のアザは、アシタカ自身の意思によって他者を攻撃しているわけではありませんから、虐待サバイバーの後遺症の1つである解離性同一性障害（いわゆる多重人格）の別人格である〈攻撃人格〉でもあるといえます。

西の地にあるタタラ場に辿り着いたアシタカは、祟り神を生み出しているエボシという女性に出会います。虐待サバイバーでいえば、虐待した親がこのエボシという存在です。

アシタカの呪われた右腕は、祟り神と化した巨大なイノシシの神（ナゴの守）をつくりだしたエボシを殺そうと襲い掛かろうとします。アシタカの右腕の怨みは、ナゴの守の呪いだけではなく、アシタカ自身の怨み、憎しみ、怒り、哀しみでもあるのです。しかし、アシタカは、自身の憎しみを必死で理性でもって抑えます。

この時、その場にいたハンセン病者である者から、こう言われます。

「お若い方、私も呪われた身ゆえ、あなたの怒りや悲しみはよく分かる」

この言葉からも、アシタカ自身が、不条理に呪われた身によって強烈な怒りや悲しみを抱えて苦しんでいることが分かります。

物語が進むにつれて、アシタカの憎しみや哀しみは増幅していきます。それを表現しているのが、アシタカの右腕です。次第にアザだけでなく化け物と化している右腕が、アシタカの強い負の感情の増幅を表現し、アシタカは自身の怨みで身を滅ぼす運命へと近づいていることを示しています。

物語の終盤には、「不条理な運命の中で生きる」ことを模索し続けたアシタカは腕の呪いから解放され、タタラ場という新たな地で生活をしながら、サンと共に生きようという〈希望〉へとつながります。しかし、完全に呪いが消えたかというと、アシタカの腕にはうっすらと、アザがまだ残った状態のままです。アシタカの不条理な運命からの怨みや哀しみは、完全には消えていないことを示しています。

これは、虐待サバイバーの人生のテーマと物凄く似ていると私は思います。虐待サバイバー自身も、怨みから解放されたとしても、100％完全に憎しみが消えるわけではなく、心の傷や憎しみを抱えながら、負の感情と共にどう上手に生きていくかというテーマは、一生の課題ではないかと思います。

虐待サバイバーも、「不条理な運命の中で生きる」ことを子ども時代から背負わされ、怨み、憎しみ、怒り、哀しみという強烈な負の感情を抱えながら、生きる道を模索し続けている存在だと思います。怨みから祟り神になってしまえば、他者への危害だけでなく、虐待サバイバー自身をも滅ぼす不幸な運命となってしまうと思うのです。

怨みという感情で最も苦しむのは、加害者ではなく自分自身です。不条理な不幸を背負ったことから、強烈な自身の負の感情をどう乗り越えていくのかという『もののけ姫』のアシタカの物語から、虐待サバイバーの回復と幸せになる道を学ぶヒントが得られるのではないでしょうか。

心的外傷にも存在意義があるのでは？

「心的外傷にも存在意義がある」。こう思えるようになると、トラウマからの回復にかなり近づいていると私は思います。

心的外傷は、デメリットだけでなく、何かしら自分にとってメリットもあったはずです。傷つくことで気付きや学びが得られ、人間的な成長に結びついたこともありました。PTSDになるような被害はない方が絶対にいいと思います。しかし、心的外傷にも存在意義があると考えてみると、PTSDが絶対悪という見方からもたらされる苦しい気持ちが、少しは楽になるかもしれません。

「心的外傷」というのは、人を死に追いやることもあるくらい、人を深く苦しめる病です。でも、どんな病にも、私は存在意義（メリット）があると思っています。存在意義があるからこそ、人間にとってデメリットにしか見えない病が、現代まで淘汰されずに残っている。ダーウィン医学〈進化医学〉という学問分野がありますが、ダーウィン医学では、病には存在意義があるから淘汰されずに現代まで残っていると考えます。それが、人間にとって不都合で辛く苦しい〈病の不思議さ〉でもあります。

心的外傷は不思議なチカラをもっている

「心的外傷」というのは、不思議な力をもっていると私はいつも思います。「心的外傷」は、人間に大きな〈気付き〉を与えてくれるものかもしれないと思っているのです。オカルトに聞こえるかもしれませんが、私の場合は、「心的外傷」から、神様というか、宇宙というか、どこかから大切なメッセージが、自分の中に入り込んでくることが多いのです。深い「心的外傷」に苦しんで乗り越えた人が、「心的外傷後成長（ＰＴＧ：Posttraumatic Growth）」に到達することがあることからも、人類にとって、「心的外傷」は必ずしも、絶対悪ではない病だと私個人は考えています。

人間は不思議な生き物です。憎悪が湧くことがある一方で、かけがえのない存在として愛情も湧くのが人間という生物です。人間は、憎しみを知るが故に、本当の愛を知るのかもしれません。憎しみという負の感情も、人間の成長にとって必要だから備わっているのだと思います。光はやはり、闇から生まれるのだと思うのです。

また、心の傷は目に見えません。他者に理解してもらうために、心の傷が目に見えたらどんなにいいだろうと思ってきました。でも、目に見えないからこそ、人間は想像力を働かせようと努力します。大切なものこそ、目に見えないのかもしれません。神様はあえて、人間の目に見えないものをちゃんとつくってくれているのかもしれません。

心が傷付いた人ほど、心の世界の希望をよく知っている

心的外傷に苦しんだ人は、人が信用できなかったり、人間嫌いになったり、人と関わりたくないという気持ちを強く持っているのではないでしょうか。私もそういう感情を今でも抱えています。だけど、人間に対するネガティブな感情が強い反面、どこかで人の温もりを求めている自分がいる。そう思ったエピソードを紹介します。

ある秋の晴れた日、美しく紅葉している樹々を下から見上げて、じっと眺めていました。すると、見ず知らずの女性から「あら～綺麗ね。あなたが見上げていなかったら、私、下ばかり見て紅葉に気が付かなかったわ。ありがとう」と言われました。その時、何だか人の温もりを感じて、嬉しかったのです。

秋深き 隣は何を する人ぞ （芭蕉）

芭蕉の気持ちが、少しだけわかったような気がしました。人は、見ず知らずの人を想うことができる。見ず知らずの人と心が通う瞬間が確かに在る。「心」は、人の本体であり「希望の世界」なのだと思うのです。

深い憎しみを経験した人は、どこかで、深い愛情に辿り着く気がします。私自身がそうでした。

私は、精神科医療の二次被害で激しく傷付き、長くPTSDに苦しんだ経験があります。児童虐待が専門の児童精神科医にかかったのですが、子どもしか診たことがない医者だったため、虐待の後遺症である複雑性PTSDという病気と理解されず、冷たい態度や言動で深く傷付けられました。その傷付きがあまりに深く、その児童精神科医にかかって以降、子どもたちを見たり、子どもの支援と聞くだけで激しくフラッシュバックを起こし、解離して攻撃的になるPTSDの症状に長く苦しむことになりました。

だけど、ある出来事を境に、その症状はほとんど治りました。どうしてあれだけ酷かった症状が治ったのだろうと思い返してみると、ある出会いによって私はいつの間にか、PTSDから回復していたのです。

それは、大学時代から仲の良かった友人の子どもさんと出会い、親戚のおばさんのように可愛がったことでした。児童精神科医からの二次被害で、子どもの支援を激しく攻撃したい自分がいて、その憎しみは強烈に深いものでした。でも、友人の子どもさんは可愛かったし、一緒に遊んで楽しかった。その子が喜ぶプレゼントは何かと考えては、よく贈り物をしたりしていました。その子が喜ぶ顔を想像するだけで幸せな気持ちになれました。そして、何より私の心に深く刻み込まれている記憶は、その母子が仲良く手を繋いで、見つめ合って幸せそうに笑っている姿です。それは、涙が出るほど嬉しく、美しい映像として私の心に今も残っています。その母子の幸せの永遠性を願わずにはいられないのです。

児童精神科医から受けた二次被害で、子どもや子どもの支援がトリガーで爆発を繰り返していた私にとって、憎しみが愛情へと変容したエピソードです。愛を与えていたら、自分が抱えていた深い憎しみが消えた。人間関係とは一方向ではなく、常に双方向なのだということにも気付かされました。

人間の心にある深い憎しみという鉱脈と、深い愛情という鉱脈は、真逆のようで、実は近い場所にある気がします。例えば、愛情に満たされて人生がスタートした人でも、愛する人を殺害されたら憎しみはより深いと思います。

つまり、愛と憎しみは、心の世界では近縁な気がするのです。この近縁という心の世界に、希望がある気が私はしています。

シャーマンは、「心的外傷」が深い人物だったのでは?

ところで、現代ではほとんどいなくなったと言われているシャーマン（呪術者）について、少しだけ書きたいと思います。

昔は、「心的外傷」が深い人物がシャーマンの役割をし、人々を光へと導いていたのではないかと思います。「精神」という言葉が「心」ではなく「神」という文字を使っているのは、シャーマン由来ではないかと、個人的には考えています。

『シャーマニズム』（シャルル・ステパノフ&ティエリー・ザルコンヌ、創元社）によると、シャーマンは以下のように定義されています。

シャーマンとは、精神的な病を体験し、それを自ら癒したものである

また前述の書籍には、シャーマンは深い精神の病を体験することによって、通常の人間が窺い知ることのできない心の深層領域をのぞき込むという体験を持ち、そののち病から癒えることによって、正常の世界への帰還を果たすことのできた人間であると記されています。心的外傷が深いシャーマンは、人間の世界と神様の世界をつなぐ、間（あわい）の役割を果たしてい

たのではないかと私は考えています。石垣島や沖縄にまだ現存しているユタなども、同様の存在ではないでしょうか。

心の傷は目に見えません。だから、目に見えないものに価値を置く人たちが、心的外傷に対応できる可能性があると私は思うのです。日本でもシャーマニズムがまだほんの僅かでも残っている東北や沖縄のような地域に、心的外傷を癒すヒントが隠されている気がしています。

そうなると、日本の医者たちでは「心的外傷」には対応しきれないことになります。深い心的外傷で苦しんだ経験がないと、心的外傷を癒せないと思うからです。

こういう話が感覚的にわかる人物が、今後の日本復活に、一人でも多く必要だと感じています。偏差値というたった一つの指標でしかないものが高いだけの日本の医者では、今後、一億総PTSDになるだろう日本人のケアに、対応できないと危機感を抱いています。

毒親を捨てるという本当の意味

虐待サバイバーの多くは、「毒親」という言葉を使うことが好きな方が多く、「毒親」を捨てる、という表現をする人が非常に多くいます。私自身は、「毒親」という汚い言葉が最初から苦手だったことと、「毒親」を捨てると言っている虐待サバイバーにまったく共感できなくて、その心理がよく理解できずにいました。

しかし最近、「毒親」を捨てると言っている虐待サバイバーの心理が、少し解った気がしたのです。

私の場合は、20歳~30代前半まで愛着障害が酷く、人間関係や精神的トラブルの大きな一因のとなっていました。

ただ、私の場合、実の親に対しては、愛着障害を一切起こしていないことに気づきました。私は、義父は何人もいましたが、実父には一度も会ったことがありません。実母はネグレクトで家にいないことも多かった。そんな環境で私は、他人を親に見立てて愛着障害を起こすことは多々あっても、実親への愛着依存というものが一切なかった虐待サバイバーだということに気付いたのです。

そのことに気が付いた時、もしかして「毒親」を捨てると言っている虐待サバイバーは、他人だけじゃなく、虐待した実親に対しても愛着障害を起こしているのではないか、と思いました。仮にそうだとすると、子どもが成人後も虐待親にずっと愛着障害を起こし続けていたら、虐待親は、時には優しく、機嫌が悪い時には理由なく暴言を吐くなど振る舞うでしょう。これでは、子どもは虐待親の「支配関係」から逃れられていないことになります。

この「支配関係」を、成人した子ども側から断ち切らなければ、いつまでも親に虐待されている状態が続くようなものです。ＤＶの加害者と被害者の共依存関係もこれと似ていて、時に優しく、時に理由なく攻撃してくるＤＶ加害者から逃げるためには、被害者側が「ＤＶ加害者は本当は優しいはずだ。本当は自分を愛してくれているはずだ」と良い面だけを信じ込むという支配関係を自ら断ち切らなければ、いつまでもＤＶ加害者から逃げられないのです。

なので、成人した子どもが虐待親に愛着障害で依存を起こしている場合、「毒親」を捨てる（心理的にも物理的にも、自分から関係を断ち切る）ことをしない限り、いつまでも虐待親の支配関係からは逃げられないのです。

そういう意味では、「毒親を捨てる」という虐待サバイバーの回復における概念は、必要なステップだと非常に理解できます。

そもそも、「毒親」と呼んでいる虐待サバイバーは、親に対して負の感情を強く持っているわけですが、その毒親に対して無関心ではないわけです。むしろ、成人してからも親らしい愛情をまだ求めている、親の愛情を諦めきれず、愛情をくれるのをずっと待っている、という心理状態ではないでしょうか。私が「毒親」という言葉を一切使わないのは、実親という存在に強い憎しみなどの負の感情がなく、べったり仲が良い親子のように強い愛情があるわけでもなく、わりと中立的な感情であるから、敢えて「毒親」という言葉を使用しないのだと思います。

他人との人間関係でも同様ですが、悪口を言いたい相手って、その人のことがとても嫌いだけど、〝関心はある〟わけです。無関心な相手に対しては、人間は嫌いでも悪口すら言わなくなります。

愛憎という両価性（アンビバレンス）の感情を持つ対象とは、無関心な相手では絶対にありません。私のように実親に対し愛憎のない虐待サバイバーは、毒親とも言わないし、毒親を捨てるとも言わないのだと思います。そもそも支配関係がないから、毒親を捨てるという作業をしなくていい、ということなのでしょう。

人間にとって、憎しみという一貫した感情は解決しやすいのですが、愛憎というアンビバレンスな感情は、一番厄介で自覚ができても手放しにくいのではないかと思います。

成人しても毒親が憎く、その半面、親に愛着障害を起こしている虐待サバイバーは、自分から「毒親を捨てる」という作業をすることが、回復に大きく寄与するのではないかと思います。

羨ましいという感情に蓋をしない

私は現在41歳ですが、虐待サバイバーとしてはかなり恵まれているなと感じることが多いです。色んな年代の虐待サバイバーと関わらせてもらって、やはり年代が上の方たちの方が、気の毒に思うことが多いからです。

60代以上の虐待サバイバーなら、子ども時代も若い時代も「虐待」という言葉すら社会になかった時代を生きてこられた方たちです。当然、虐待による後遺症などの知識はどこにもなく、ただ一人でなぜ苦しいのかという原因がわからないまま、混乱の人生を何十年と歩むしかなかったわけです。

虐待の程度に差はあれ、やはり年代が若い方が、虐待の被害者だと気づくチャンスが多いし、今ならＳＮＳで当事者同士でもつながれますし、虐待の後遺症に関する書籍もいくつか出版されています。それによって自身の症状の理解が深まり、回復へのステップに踏み出せたり、社会活動などもできたりして、自分が経験した虐待被害を肯定していくこともできます。

正直、若い人の方が、虐待に関しては恵まれた環境にあると思います。そのためか、私も今の子どもたちや若い人が公的な支援が少しでもあることにとても嫉妬心がわくことがあります。虐待を児童相談所に発見してもらえたり、児童養護施設に保護されて、社会的養護という公的支援が完璧ではないにせよ受けられる今の子どもたちが羨ましい！　という感情が素直にあります。

でも、この感情は、私だけの特別なものではなく、おそらく虐待する親が陥りやすい心理と同じだと感じています。虐待する親も、わが子が自分より恵まれた時代に生まれたことが羨ましくなる時期があると言います。「自分は子ども時代、救われなかったのに！　自分もわが子と同じく救われたかった！」という心理は、虐待を連鎖させてしまった親からよく聞く話です。おそらく自分が虐待を受けていた年齢と子どもが同じ年になった時、自分の子どもに嫉妬心が生まれやすい。

この「羨ましい」という心理は、人間として当たり前の感情だと私は思います。そう感じるのは人として自然なことだし、親であっても実の子に起こす感情です。例えば私の母は、「私は大学へ行かせてもらえなかったのに！」と、大学進学が叶った私に酷い嫉妬をしていました。当時は、親のくせにどうしてそんなことを言うのだろう、と母の気持ちが全く理解できませんでしたが、今なら解ります。私が今の子どもたちや、公的支援が受けられている児童養護施設の出身者が羨ましいのと同じだからです。

だから「羨ましい」という感情を周りが否定しないで、逆に「羨ましいね。辛いよね」と受容してあげること。大人側の「内なる子ども（インナーチャイルド）」を癒してあげることが大事だと思います。

大人であっても、親であっても、ひとりの人間として「羨ましい」という感情が湧くことは、当然の心理でおかしなことではありません。嫉妬心はどうしようもないのだけど、この心理が生じるのは自然なことだと自覚していれば、自分の中に湧いてきた感情に自分で対処できるような気がします。精神科医や周囲の人たちも、「もう大人のくせに子どもに嫉妬するなんて恥ずかしい！」と批判するのではなく、人間として自然な心理を理解してあげることが大切だと思います。

自分が虐待されたからといって、子どもを持った時に虐待してやろうという親などほとんどいません。いつの間にか虐待を連鎖させてしまっていた、という事例の方が多いと思います。「加害者の涙」というものも、どうか社会は知ってほしいと願います。

トラウマの本ばかり読まないで優れた小説を読もう

心的外傷に苦しんでいると、回復の答えが知りたくて、どうしてもトラウマや病気に関する本ばかり読み漁ってしまいがちです。私もそうでした。でも最近は、トラウマや精神医学関連の本は、ほとんど読まなくなりました。その代わり、優れた小説や随筆に触れたり、漫画や映画など、一見、自分の病気とは無関係に思える作品を観たり読んだりするように変化しました。

トラウマを抱えているからといって、トラウマの専門書だけ読めばいいかといったら、そんなことは決してありません。あなたが読む本、観る映画は、すべてがあなたの心の傷の回復につながるヒントを与えてくれていると思います。私は、自分が求めている答えは、自分の専門分野以外の作品に意外と出てくるものだと、専門以外の作品に触れることで感じるようになりました。トラウマにこだわらないで、自分が面白いと思う漫画や映画など、色んな作品から自分独自の回復のヒントを得てほしいと思います。

ここで、みなさんがおそらく一度は観たことがあると思われる宮崎駿監督のアニメーション映画『千と千尋の神隠し』を紹介します。

カオナシという虐待サバイバーの解離人格

映画『千と千尋の神隠し』には、カオナシという不気味で、ちょっと正体がよくわからないキャラクターが登場します。カオナシとは一体、何だったのかと思いませんでしたか？　以下は私の独自の考察ですが、カオナシとは、虐待サバイバーでいう解離人格のようなものだったのではないかと考えています。

虐待サバイバーの後遺症の1つに、解離性障害（または解離性同一性障害）があります。私はここ数年ほどは、解離して攻撃人格に人格交代しなくなっていますが、20歳頃から日々、頻繁に攻撃人格へ入れ替わり、それを制御することができず、カオナシが大暴れしていたような状態になって困っていました。おそらく今は、解離人格と主人格が統合したわけではなく、今の私の解離人格が昔に比べてものすごく大人しくなったのではないかと思います。ぼんやり自分の中に解離人格が居る感覚はありますが、それは大人しい状態のカオナシのようなイメージで、以前と比べて攻撃力が下がって安全なのだと思います。

解離性障害がある虐待サバイバーなら、解離人格に主人格は振り回されて生活していると思います。解離がなかったらどれだけ楽か、どれだけ人間関係を壊さずに生きてこられたか、と解離人格を憎らしく思った時期が私にもあります。しかし、解離人格もまるごと受け入れてあげることが、穏やかな共存につながるのかもしれません。社会的にけしからんことをしたら主人格が叱るけど、怖い存在だからといって排除はせず、解離人格の居場所をみつけてあげるように考えてみる。

解離性障害の人の人格統合は、必ずしも必要ではないのだと思います。私の場合、解離しなくなったら、いきなり一人にされた感じでしばらく不安でした。あれだけ解離人格に振り回されて大嫌いな人格だったはずなのに、ずっと多重人格で生きてきたから、別人格も含めて私なのですよね。

私の中にいる子ども人格（インナーチャイルド）も攻撃人格も、『千と千尋の神隠し』の主人公・千尋がカオナシの存在も受け入れているようにしてあげると、解離人格も嬉しいのだと思います。主人格が抱えきれない辛さ、憎しみを解離人格がずっと代わりに背負って生きてくれてきたんだから、主人格が解離人格を嫌ったら可哀想です。

宮崎監督曰く、「カオナシとは誰の心にもいる居場所のない存在」のようです。映画の中でカオナシは千尋に「故郷や親は？」と訊かれると非常に困惑し、居場所がない存在であることが窺い知れました。銭婆に「ここに居なさい」と言われるとカオナシは喜んだことから、居場所が見つかれば落ち着く存在でした。つまりカオナシとは、虐待サバイバーの解離人格とよく似ている存在だと私は思うのです。

虐待サバイバーにとって適切な治療者とは？

精神科医療に依存しない回復方法について述べてきましたが、私は精神科などの治療者によるカウンセリングを否定しているわけではありません。以下は、虐待サバイバーにとって適切な治療者とはどういう方かについて、私なりの見解を述べたいと思います。

ＰＴＳＤ（心的外傷後ストレス障害）の治療は、日本は海外よりも遅れている実態がありますが、昨今、ＥＭＤＲ（眼球運動による脱感作と再処理療法）やＳＥ（ソマティック・エクスペリエンシング）など海外で確立されたトラウマの治療法が日本にも入ってきています。また、トラウマ治療は最近になって、精神科医療の現場や臨床心理士（公認心理師）の方々も実践される方が増えてきたように思います。

虐待の後遺症は、２０１８年6月にＷＨＯの国際疾病分類（ＩＣＤ-11）に掲載されることが公表され、それに追随して厚生労働省も震災トラウマやレイプ被害など単回性トラウマで引き起こされる従来のＰＴＳＤ（心的外傷後ストレス障害）と分けて、虐待など反復的な被害による慢性的なトラウマを「複雑性ＰＴＳＤ」という病気として認定しました。しかし、厚生労働省が病気として認定してから、まだわずかしか期間が経っていないため、精神科医療の現場全体にその知識や治療法が広まっていないという実態があります。

では、複雑なトラウマという虐待の後遺症を患った被害者には、どのような治療者が適切なのでしょうか？

私は、17歳で精神科に初めてかかり、その後35歳までに約15名の精神科医を渡り歩きましたが（4名ほど臨床心理士に診てもらったこともありました）、虐待サバイバーに関していえば、「特別なトラウマ治療」ができる治療者より、「いつ会っても精神が安定した治療者」の方が、患者の回復にとって重要なポイントだと思います。

診察日によって、治療者がコロコロと気分で態度が変わりやすい場合は、サレンダー的要素（降伏するという意味で、虐待サバイバーは相手の顔色を常に伺ったり、無理な要求を断り切れないなどの特徴を持つ）をもつ虐待サバイバーにとって、かなりメンタルが不安定になりやすい原因となります。トラウマ治療は、治療者が特別な訓練を積む必要がありますが、特別なトラウマ治療ができない精神科医であっても、常にメンタルが安定して患者に向き合ってくれる治療者の方が、長期的にみれば患者は回復に向かいやすいと思います。治療者が「いつ会っても精神が安定していること」というのは、それ自体が「治療的である」と言えると思います。

虐待サバイバーとして、成人後、長く壊滅的な後遺症に苦しんできた私が、41歳となり、ある程度回復してきて過去の治療者を振り返って思うことは、「虐待の後遺症」が急性期の虐待サバイバーには、理解や心がある精神科医でも対応できるかといえば、相当に難しいだろうということです。虐待サバイバーが成人後に罹患しやすい虐待の後遺症には、愛着障害、解離性障害（解離性同一性障害も含む）、境界性パーソナリティ障害などが挙げられますが、この3つとも、薬物治療で症状を緩和することができない病気です。

特に、成人しても親の愛情を求め続ける愛着障害は、治療者が親代わりとなって、長い時間をかけて丁寧に向き合い続け、その人の子ども人格（インナーチャイルド）を癒してあげる作業でしか回復できません。「育て直し」が必要になるのです。これは長い年月と根気が必要になります。愛情の欠落から生じる病気に効く化学の薬はなく、患者が成人であっても親のように愛情を与え続ける以外、治療法がないのです。しかし、精神科医が一人の患者に費やせる時間はそれほど多くはなく、急性期の虐待サバイバーに向き合うということ自体が、時間的にも労力的にも残念ながら困難なのです。

虐待の後遺症については、その病気の知識がまだ精神科医療へ広まっていない実態はありますが、すでに虐待サバイバーへの理解がある精神科医であっても、時間的に対応することが困難なケースの方が圧倒的に多いと思います。おそらく、精神科を受診する患者で最も支援を放棄されているのは、虐待サバイバーではないかと思います。精神科医以外の看護師や精神保健福祉士など多職種と連携し、コメディカルな支援ができるような人的リソースのある精神科病院も少ないし、薬物治療では効果がなく、親のように愛情を与えるという治療しか回復が見込めない虐待サバイバーを治療する精神科病院というのは、現状の日本では難しいと思います。

私は、35歳で理解も心もある精神科医に出会えましたが、その時点で愛着障害などの激しい暴走の急性期が少し落ち着いていた頃でした。しかし、その精神科医は、毎回の診察で1時間も時間を取って話を丁寧に聴いてくれたのです。それが毎週、4年3ヵ月続きました。話の内容は、親からの虐待被害の話はほとんどしたことがありません。いま抱えている悩み相談もしましたが、聴いてもらっている話の大半は、日々の何気ない日常の出来事についてでした。本来、子ども時代に親から与えられる「日常的な会話を聴いてもらうこと」が、虐待サバイバーは児童期に得られなかったために、愛着障害を起こしたり、成人してもインナーチャイルドが孤独を抱えているのです。

私の主治医は、他の患者さんにも丁寧に診察をされている医師ですが、私の診察時間は特別に長く取ってくれました。おそらく、二次障害として発症した双極性障害などは薬物治療が有効であっても、根本的な原因である児童期の虐待の後遺症は愛情不足が原因であるため、丁寧に時間をかけて「話を聴いてあげる」という治療が、最も薬になると考えていたからだと思います。小学生の子どもが学校から帰宅して、親に「今日、学校でこんなことがあってね！ あんなことがあってね！」というような何気ない話を聴いてほしいという欲求が、虐待サバイバーは大人になっても非常に強いのです。

私みたいに複雑性PTSDを抱えた患者は、「愛着」の問題が最大の課題だと思います。なので、初診の頃からいかに治療者が丁寧に診察してくれるかが肝になります。初診の段階でキツイ態度や雑に扱われれていると思わせたら、その後いくら丁寧に時間をかけて診察しても、失敗に終わります。愛着の問題を意識せず、最初に雑な診察をしてインナーチャイルドを傷付けてしまうと、治療者が叱れば反感にしかならないし、何を言っても反発になって治療が失敗します。そうではなく、最初に丁寧に丁寧に愛着させつつ、距離も上手く取れた治療者は上手くいくと思います。この愛着関係を上手に築いてしっかり信頼関係の基盤ができると、治療者が叱り飛ばしても信頼関係が強固だから壊れません。

虐待サバイバーにとって、治療者から「自分は大事にされている存在だ」という感覚を常に与えられることは、回復に大きく寄与します。ＥＭＤＲ（眼球運動による脱感作と再処理療法）やＳＥ（ソマティック・エクスペリエンシング）など技術的なトラウマ治療も効果があると思いますが、虐待の後遺症に最も効果が高い治療は、メンタルが常に安定した治療者が、丁寧に時間をかけて話を聴いてあげるなど、「受容と共感」をしてあげることだと私は感じています。

そう考えれば、虐待の後遺症を治療できるのは精神科医だけではありません。虐待サバイバーの孤独や愛情不足が分散的に受容できる場や人が多ければ多いほど、虐待の後遺症を癒す場は増えると思うのです。日本が児童虐待の対応に失敗してきた大きな原因は、成人後の「虐待の後遺症」への治療のなさによる「虐待の連鎖」が止まらないことだと私は考えています。児童虐待を根本的になくすためにも、児童期の虐待を生き延びた大人を放置せず、地域や社会全体で人間関係の希薄さを解消し、大人になってからでも愛情や優しさを与えてあげられる社会にしていくことが、虐待をなくすために必須だと私は思っています。

レジリエンス（回復力）を高める方法

レジリエンス（精神的回復力）は、個人差が激しいものです。科学的にもあまり解明されていないようですが、私は、レジリエンスを年齢とともに、確実に向上させることができています。どうして私がレジリエンスを向上させることができたかを、お伝えしたいと思います。

人間は生きている限り、嫌な出来事に遭遇することが避けられません。しかし、同じような嫌な出来事に遭ったとしても、それが心の傷としていつまでも残ってしまいメンタルを病んでしまう人と、割と短期間で切り替えて忘れることができる人がいます。それがレジリエンスの違いといえます。

例えば、予期せぬ悲惨な目に遭ったとします。昔の私は、この辛い記憶をずっと引きずり、日々頭の中で考えてしまう癖がありました。そして、鬱状態になっていくのです。私の場合、子ども時代から虐待家庭によって苦しい記憶を一人で考え込む時間があまりに長かったため、嫌な出来事の記憶をいつまでも考え続けるという思考の癖が、大人になって出来上がっていました。でも、癖だからある程度は、訓練次第で直せると思ったのです。

私は、予期せぬ悲惨な体験が起きた時、頭の中でこう整理するようにしてみました。その体験は、日々悩み続ける意味があるか、ないか。この単純な判別を瞬時に頭の中でする癖を訓練していったのです。

悩み続ける意味のない記憶であれば、すぐにゴミ箱へ〈消去〉です。人間ですから、完全に記憶から消し去ることはできませんが、限りなくゼロに近づけた方が、自分にとって害とならない記憶にできます。早く消去した方がメンタルを病まないのです。ただし、悲惨な体験を消去する前に、その体験から学ぶべき点はなかったか？ 自分に反省点はなかったか？ 次に同じ目に遭わないためにどうしたらいいか？ など、学べる点のみ吸収してから〈消去〉します。

次に、その悲惨な体験が、記憶しておく必要はあるものの日々の生活の中で思い出す必要がないなら、〈消去〉ではなく〈保存〉です。保存しておくけれど、思い出すべきときに引っ張り出してこれる記憶とします。この〈保存〉も、日々メンタルを病みにくくします。

こうして〈記憶の処理能力〉を身に付けていくことで、メンタルを病みにくくなりました。嫌な体験をしても、切り替えが非常に早く、回復が早いのです。レジリエンスは、高い人間の方が次へと前を向けるため、チャンスもつかみやすいと思います。

そして、日々の生活に〈害〉を与える嫌な記憶をうまく処理できるようになると、〈記憶力〉が格段にアップしました。〈記憶力〉には個人差がありますが、自分の頭のメモリーの容量の中に、日々考えても無駄な情報を、できる限り入れておかない状態にする。空き容量をできるだけ空けておくように記憶を処理していくと、新しい情報が頭にインプットされやすくなりました。おそらく、レジリエンスと〈記憶の処理能力〉は、相関しているような気がします。レジリエンスを自分や他者（精神科医や心理士などの支援者）が上げることはなかなか難しいです。しかし、レジリエンスを上げようとするのではなく、〈記憶の処理〉を上手くするという方向からアプローチすれば、レジリエンスも同時に上げられると思います。トラウマ（PTSD）にもなりにくいと思います。

1作目から変容した自分

最後に、1作目から5年経って、変容した自分について少しだけ書いてみたいと思います。

その前に、マスコミの方に伝えたいことがあります。ありがたいことに、1作目の手記を出版後、多くのマスコミの方が拙著を読んで取材をしてくださいました。どのマスコミの方も誠実な取材であり、そのことはとても感謝していますが、多くのマスコミ取材を受ける中で、私がいつも疑問に感じていたことがあります。それは、虐待問題解決の答えを短絡的に出そうとしたり、ハッピーエンドで締めくくるような報道の在り方でした。

マスコミは答えを報道する必要はないと思います。虐待が起きている背景を調べて、「国民の皆さん、どう思いますか？」という問題提起をしてほしいのです。その情報をもとに、国民みんなで虐待が起らない社会にするためにはどういう社会の在り方が望ましいのかを議論していかないと、次へは進めません。また、私のように手記を書いて虐待した母親とある程度関係性が良くなったからといって、それでハッピーエンドではないのです。生きている限り関係性は変わり続けるし、めでたしめでたしにならないのが人生だと思います。

私は、1作目の手記で過去の辛い体験を書き出し、辛かった記憶にプラスの意味付けをしていく作業をしました。執筆している時は、フラッシュバックも伴うきつい作業でしたが、出版したからこそ、あれだけ酷かった解離や愛着障害がほぼ寛解してしまったのです。自分の過去のトラウマ体験を書き出して、そこにプラスの意味付けをしていくという作業は、相当にきついものだけど、回復に大きく寄与すると個人的には思います。

また、1作目で、大学院時代に業績を出して貸与型奨学金220万円を全額免除にした話を書きましたが、詳細には触れませんでした。この業績とは、自分の論文がイギリスの学術雑誌に掲載されたり、2007年の日本哺乳類学会では優秀ポスター賞を受賞したことなどにより、学内で1名だけが獲得できる奨学金全額免除を獲得したことでした。

実は、1作目の手記では、こういう自分が努力したことでも、他人に自分をよく見せるように思えて書けなかったのです。罪の意識というか、自責の念が強かったからです。

でも今は、自分が一生懸命に頑張ったことは、ちゃんと自分を褒めて肯定してあげようと思うように変容しています。自分のことが好きで、素晴らしい人間だと思えることも、回復している証拠ではないでしょうか。

最後にすべての虐待サバイバーに、ある曲を贈ります。ＹｏｕＴｕｂｅなどで聴いてみてください。それは、『千と千尋の神隠し』のエンディング曲である「いつも何度でも」です。以下、この曲の歌詞を部分的に抜粋していきます。

悲しみは数えきれないけれど　その向こうできっとあなたに会える
繰り返す過ちのその度に　人はただ青い空の青さを知る
果てしなく道は続いて見えるけれど　この両手は光を抱ける
（省略）
悲しみの数を言い尽くすより　同じ唇でそっと歌おう
（省略）
粉々に砕かれた鏡の上にも　新しい景色が映し出される

そして、この曲の最後の歌詞に、虐待サバイバーの回復とは何かという答えを明確に示してくれています。

海の彼方には　もう探さない　輝くものは　いつもここに
私の中に見つけられたから

虐待など育ちが悪い人は、幸せが何かがわからない人生になります。そして、幸せは、自分の外側にあるのではないか？　と外側へ幸せを探し求める旅をしてしまうのです。「あの人と結婚すれば、きっと幸せになれるはず！」「あの場所へ行けば、今度こそきっと本当の幸せが待っているはず！」……。このような幸せ探しの繰り返しを、虐待サバイバーはしていませんか？

でも、それでは幸せは見つからないのです。

この曲の最後の歌詞の通り、生きる希望や輝くものを自分の中に見つけられた時、虐待サバイバーは初めて幸せを見つけることができるのです。希望は外側ではなく、自分の中に在ったということ。そのことに気が付くことが、虐待サバイバーの「回復」なのだと思います。

JASRAC 出 2408922-401

対談

虐待サバイバーが生きていける社会へ

和田秀樹×羽馬千恵

和田秀樹（わだ・ひでき）
1960年大阪市生まれ。1985年東京大学医学部卒業。東京大学医学部付属病院にて研修、国立水戸病院神経内科および救命救急センターレジデント、東京大学医学部付属病院精神神経科助手、アメリカ、カール・メニンガー精神医学校国際フェロー、浴風会病院の精神科を経て、現在、川崎幸病院精神科顧問、一橋大学経済学部・東京医科歯科大学非常勤講師、和田秀樹こころと体のクリニック院長、立命館大学生命科学部特任教授。映画監督としても活躍し、著書は900冊を超える。

虐待サバイバーの直面する現実

和田　読ませて頂きました。あなたがある種の癒しというか、これから病気がどうなるかは読めないですが、少なくとも現状の治療者と上手くいき、あなたが言うところの自然の中に溶け込むみたいなことで、精神の安定を得られているということ。それはとても良いことだと思います。でも、良い治療者に出会うということひとつとってみても、僕は正直、日本ではけっこう厳しいと思っています。

羽馬　そうだと思います。運の世界です。

和田　自然に溶け込むというのも、多くの虐待サバイバーの人たちにとっては難しい。あなたは帯広畜産大学に合格されて進学できたわけだけど、僕の予想だとたぶん、虐待サバイバーが実家を離れて逃げていく場所は、東京とか大阪になっちゃう気がするんです。都会なら手っ取り早く金が稼げるし、虐待サバイバーの人たちは、これを言うと失礼なのかもしれないけど、自己評価が低いから、わりと風俗とかに行く方が多いと思いますよ。

羽馬　そうですね。性的逸脱がひどい虐待サバイバーはとても多いです。

和田　虐待サバイバーの人で、都市で苦しんでいて風俗嬢のようなことをやってさらに心が傷付いていく中で、例えば、私が治療をする中で「田舎にでも行ってみたら?」と言ったら、「うん、それもいいかも」と言ってくれて、そこで良くなる人も中にはあるかもしれませんよ。でも実際、実家から都心に逃げてきて、生活も立ち行かないケースが多いことを考えると、なかなか現実的には難しい。

最近闇バイトが話題になっていますが、テレビのコメンテーターみたいにみんな年収2000万円を超えているような連中は呑気なことを言っているけど、金がない苦しみというのは現実にある。今日なんて、福岡市で32歳の2児の母親が子どもを事故死させたニュースがありましたが、苦しかったんだと思いますよ。

生活保護だった経験がある羽馬さんが僕のYouTubeの生活保護を受けたらいいという内容を観て、生活保護になったら偏見がすごくて苦しいし楽になるものではないと腹が立ったのは分かるけど、やっぱり、テレビに出ている連中が生活保護でも受けたら? と言ってあげるくらいでないと、この国というのは本当に生きていくのが難しい。

羽馬　腹は立ってはいないですけど、生活保護になったらなったで偏見が強くて苦しいですよ、ということが伝えたかったんです。

和田　もちろんそうですよ。でも本来は、生活保護は国民の権利なのだから、それに対するバッシングというのはおかしいと思う。現状ははっきり言って、テレビが勝者の視点でものを言っているわけです。テレビのコメンテーターに、本当に虐待サバイバーの人たちや現実に日雇いで働いているような貧困の中の人で子育てしている人が一人でも混じって、虐待サバイバー故に凶悪事件を起こすことがあるとか、言ってくれればいいのですが、極悪非道みたいに叩いて、自分たちは人間の鏡みたいな態度をとっているわけです。金持ちの味方をして貧乏人いじめ・田舎いじめをしている状況がある。そういう意味では、リトラウマタイゼーション（再外傷体験※）というのだけど、再外傷をテレビを観ているだけで受けることになる。さらにSNSも弱者が弱者を叩くという、とんでもなくひどい構図になっているから、なかなか癒しを得るのが辛い社会なのではないかと私などは思いますけどね。

※強い精神的なショックをうけてトラウマを負った者が、わざわざトラウマの原因になった事件と同じような事件を体験しようとする傾向のこと。

羽馬　さきほど和田先生が、虐待サバイバーは実家から逃れるために東京や大阪に行くケースが多いのではないかとおっしゃいましたが、私が進学した帯広畜産大学は、虐待サバイバーがかなり多かったです。私の周りの同級生だけでも、母親がアルコール依存症で家庭崩壊していた子が泣きながらその実態を語ってくれたり、実家はお金持ちで父親が医者だけど、その子はきょうだいの中で一番勉強ができなくて、きょうだい間差別がひどく、ご飯のおかずの内容まで、日々差をつけられていた話を泣きながらしてくれる同級生がいました。あと、虐待が原因かはわかりませんが、私が所属していた研究室では後輩が首を吊って自殺したこともありました。

和田　ええ！　そうなんですね。

羽馬　帯広畜産大学の学生相談室で、家庭環境の悪い学生がとても多いことがすごく有名な話になっていました。帯広という十勝の辺境の地に、北海道外から9割の学生が全国から集まっている大学でした。要するに、みんな悲惨な家庭から遠く辺境の地に逃げてきている学生が多かったのだと思います。自殺率もとても高くて、私がいた当時の話ですが、全国の国立大学の中で自殺率が2位の大学でした。1位は当時、筑波大学でした。

和田　北海道外から9割の学生というのは凄いですね。筑波大学もそういうところあるだろうね。結局、国立大学というのは授業料が、どんどん高くはなっているけど比較的安いし、帯広畜産大学なんかは獣医や動物が専門の大学だから、人間が信じられなくなっている学生が進学するのではないかと思います。

羽馬　そうなんです！　ふと思い出しましたが、オウム真理教の元死刑囚の遠藤誠一は帯広畜産大学卒ですし、同じくオウム真理教の元死刑囚の土谷正実は、筑波大学卒です。家庭環境がひどく病んだ学生が集まる大学というのは、傾向としてはあるような気がします。私も今から思えば、動物が好きで進学したというよりは、人間が嫌いだから野生動物を専攻する大学に進学したのだと思います。そういう学生が多かった気がします。

和田　そこは僕もわからないけど、その可能性はあると思います。人間はある種の勘がはたらくというか、自分がどうやったら今の環境から解放されるのだろうかというのを高校生くらいの年齢でも考えて実家を出て行っているのではないかと思います。

なかなか見えてこない複雑性ＰＴＳＤの被害者

和田　大学に虐待サバイバーが多かったとおっしゃいましたが、あなたが書いた一作目を読む限り、逃げた先は決して居心地が良い場所ではなかったわけですね。

あなたは今、自分なりの癒しを発見しているけど、僕ら医者はそういうことを知らないのです。僕らも理屈で習うこと――再外傷が多いだとか、複雑性ＰＴＳＤになって人格がまとまらないとか、虐待サバイバーの人たちが凶悪犯罪などの事件を起こすというのは納得できる。もちろん、犯罪を犯さない虐待サバイバーもいます。僕らがルポライターとかに話を聴いてみると、風俗やＡＶの世界には、虐待サバイバーやレイプされた人、子ども時代に親の夫婦仲が悪く離婚したりで家庭崩壊していた人が多いという話を聴きます。

知っていたら教えてほしいのだけど、日本だとこう複雑性ＰＴＳＤとか被虐待者の人たちが大人になった後のきちんとした調査はなされているのですか？

羽馬　国による大規模な統計調査はないと思いますが、北海道大学の松本伊智朗教授が数年前に厚労省とともにおこなった、社会的養護の出身者が施設を出た後どうなったかという全国調査があります。[※1] このように社会的養護という子ども時代に国の支援の網にひっかかった人たちはその後も調査で追えるのですが、支援の網にひっかからなかった98％の保護もれの虐待サバイバーは、実態調査で追えない状態になっています。

最近では、一般社団法人Ｏｎａｒａが、６８３名の社会的養護への保護からもれた被害者の実態調査をしているものくらいしかありません。この調査では、84・３％の当事者が精神科への受診歴があると回答し、52・４％がうつ病と診断され、34・５％が複雑性ＰＴＳＤの診断を受けています。経済的な困窮率も高く、年収が１００万円以下の当事者が53・４％となっています。希死念慮や自殺願望は90％を超えており、自殺未遂をした経験のある人も61・３％と高くなっています。[※2]

※1　令和2年度子ども・子育て支援推進調査研究事業「児童養護施設等への入所措置や里親委託等が解除された者の実態把握に関する全国調査」

※2　「社会的養護未経験児童虐待被害者の実態調査アンケート」統計データ分析結果、一般社団法人Ｏｎａｒａ

和田　子ども時代に支援の網にひっかからなかった虐待の被害者はその後を調査で追えないというのは、おっしゃるとおりですね。あなたが言うように、社会的養護の人たちは虐待サバイバーの中でも圧倒的に恵まれていると思います。僕らだって結局、その問題を扱っているようなもので、しかもそれが本業ではないルポライターとか、ジャーナリストの人に話を聴くくらいしか、実態がわからないわけです。

羽馬　国が社会的養護に限定せず、虐待サバイバー（複雑性ＰＴＳＤ）の実態調査をすべきだと思います。

和田　おっしゃるとおりです。あと、昔はよくあったのですが、少年院にいる人たちの家庭環境の調査とか、そういうのもちゃんとすべきだと思います。

羽馬　少年院とかは調査していると思います。

和田　しているでしょうね。家庭環境の調査はしているわけだけど、少年院の保護司の人たちも、更生がまあまあ上手くいく人と、上手くいかない人との差がやっぱり家庭環境の差にあるのではないかというのは、昔から指摘されていることです。

羽馬　保護司の方でも、家庭環境の悪さが原因で少年院に入ったということを理解している方と理解していない方に結構、差があると感じています。私も保護司は何人か関わったことがあるのですが、全く理解がなくて、自分の世間的な名誉欲のために保護司をやっているような人もわりといるように感じるので、胡散臭いところは正直あります。

和田　まあ、その通りでしょうね。すごく失礼な言い方なんだけど、ふつう以上の環境に育って、それなりの大学に進学してそれなりの就職をした人とか、特に医者なんかが一番そうだと思うのですが、そういう人に虐待サバイバーのことなど全く理解できないのです。でも、医者だって教育虐待みたいなケースはあるんです、親が絶対に医学部に入らないと許さないとか。過去に、家中に火をつけた奈良の子どもの事件がありましたが、その子なんかは虐待小屋みたいなところで、親に殴る蹴るの暴力を受けながら勉強させられて、挙句、加害者である父親じゃなくて、継母さんと残りのきょうだいを放火で殺してしまった事件だった。そういう事例はあるにしても、一般的にみると比較的恵まれた家庭で育った人間やジャーナリストの人たち、特にテレビ局の正社員の人たちとかをみていても、貧困そのものだけでも何を頓珍漢なことを言っているのだろう、と思いますよ。

羽馬　医者の方でも虐待家庭で育って、複雑性ＰＴＳＤがひどい人はいますね。あと、一作目の出版の後、多くのマスコミの方から取材して頂きましたが、テレビ局のスタッフで私の一作目を読んだ上で取材にきたのに、頓珍漢な質問をしてくる方はいらっしゃいました。

複雑性ＰＴＳＤ患者全員に同じ治療はあり得ない

和田　モーニングショーというテレビの番組がありますが、本当に正義の味方面をして、弱い者いじめが大好きな番組です。たまたま北朝鮮の問題で、北朝鮮からロシアに派兵している問題を取り上げていて、外交上ロシアと仲良くしたいのでしょうだの、後ろ盾がほしいのでしょうだの、そんな話関係ないわけで。北朝鮮に対する恐怖感とか不気味さを煽って視聴率を稼ぎたいだけの、完全にお金が目的の番組ですよ。

羽馬　そうなんです。だから、私もコロナ禍で一番気が付いたことというのが、医者やジャーナリストがみんな金目的だということです。ジャーナリストもそうだし、医者も名誉欲で、結局、金になる被害者のところにわーっと群がって、全く解決していないのに、ブームが去ったらいなくなってしまうということをやり続けている。

和田　そうですね。コロナ太りした人は沢山いるわけだし、ワクチンも賛否両論はあっても、少なくとも子どもに強制するものではなかった。コロナで死んだ人よりワクチンで死んだ人の方が多かったわけですから。結局、虐待サバイバーの問題を理解してもらいにくいというのは、テレビのコメンテーターを見ていても感じるけど、そういうことが想像できる人が国民の中で少なすぎるのではないかと思います。

その上、複雑性PTSDでボーダーライン的（境界性パーソナリティ障害）になっているような人たちは、お互いの境遇は似ているのだけど、意外に分かり合えないというか。すごく嫌な言い方になりますが、虐待サバイバーのような愛情を受けて育ってこなかったゆえに被害者意識が強い人は、どうしても、他の人よりも私はこんなにひどい被害を受けているのだという気持ちになりがちです。英語でいうところのデマンディング（過剰に要求すること）になりやすいわけです。愛情を受けて育たなかったためにデマンディングになると更に、嫌われるという、悪循環が生じてしまうわけです。

羽馬　そう思います。虐待サバイバーは、当事者同士がお互いの傷付きを理解し合う関係より、衝突することの方が多いと感じます。どうしても、自分の方が被害に遭ってきたという意識をお互いがもつから、比較のし合いになったり、違い探しをして相手を悪く思う傾向が強いです。デマンディングもよく分かります。地域のあちこちでデマンディングをして、嫌われて孤立している虐待サバイバーを何人も見てきました。一般人から見たら、とんでもないクレーマーにしか見えない。複雑性ＰＴＳＤや境界性パーソナリティ障害の人が嫌われるというのもよくわかります。自分も経験してきたし、他の当事者をみても、人間関係が良好に築けなくて嫌われてしまうから、さらに孤立したり、傷付きを深めてしまうことが生じています。

和田　あなたが本当に孤立無援に近い状態で、複雑性ＰＴＳＤの理解を広めていこうとする行為は頭が下がります。あなたが書いたこの本の中で、やっぱり一番納得できるのは、「治療者の愛情が必要だ」という当たり前のことです。私自身が、自然があまり好きな人間ではないから、そこは理解できない部分もあるのだけど……。

羽馬　札幌で４年と３ヵ月、丁寧に診てくれた元主治医の山本健治先生は、その間、ひたすら私に愛情をくれました。悪いことをしたら叱るけど、それ以外の時は、いつも羽馬さんは素晴らしい人だよと肯定し褒めてくれて、インナーチャイルドを癒してくれた。本来なら親がする役割を十分にしてくれたことには、感謝しかありません。心の温かい精神科医に私は恵まれました。

和田　僕も国立水戸病院というところで、ちょっと田舎暮らしを1年半、あと、アメリカのカンザス州で1年半、田舎生活をしたのですが、もう二度と行きたくないというような人間だから（笑）。

羽馬　和田先生は都会育ちですから、田舎は合わないのでしょうね（笑）。癒しに関しては、本当に個別性だと思いますので、私の自然からの癒しを他の虐待サバイバーに強要する気は一切ありません。みんなそれぞれの癒しを見つけてほしいと思います。

和田　おっしゃるとおり、個別性ですね。僕なんか発達障害でＡＤＨＤだから、部屋なんてむしろ、汚い方が落ち着くくらいです。だから、何がその人にとっての癒しになるかがわからない。ひょっとしたら、ゴミ屋敷に住んでいる人は、その環境に癒されているかもしれないわけです。なので、癒しは個別性があるわけだけど、精神科医も複雑性ＰＴＳＤだからといって、全員に同じ治療というのは、僕はあり得ないと思うんです。

あなたも苦労されたように、複雑性ＰＴＳＤであるが故に、他人に対してついついやってしまう、日本では望まれない不適応行動や不適応言動がある。このことを周りが理解してくれないと困ったことになってしまいます。日本みたいに正義と悪をはっきり分ける社会だと、例えば、光市の母子殺害事件の加害者の少年がどんな悲惨な家庭環境で育っていようが、極悪非道人としてしか捉えないわけです。

羽馬　光市母子殺害事件の加害少年は、母親が自殺してしまっていて、その遺体を父親が少年に処理させているようなえぐい家庭環境だったから、相当、劣悪な家庭環境だったと思います。

和田　だからこの国の中で、例えばＬＧＢＴだとか障害者だとか、マイノリティとしてわかりやすい人たちは、ちょっとずつ支援されつつあるのだけど。

羽馬　虐待サバイバーの場合だと、２０００年に制定された児童虐待防止法で、虐待されている子どもを救済する法律はあっても、大人になって複雑性ＰＴＳＤになっても、大人の虐待サバイバーを支援する法律がないので、精神障害者保健福祉手帳を取って、障害者総合支援法の中でしか支援が受けられない。しかし福祉職も複雑性ＰＴＳＤなど知らないわけです。

和田　おっしゃる通りですね。だから毎年、児童虐待の件数が最高記録を更新しましたと言っておきながら、その子どもたちが将来、虐待の後遺症で色んな問題を起こすだろうなということが想定内のはずなのに、児童養護施設など社会的養護に保護される人の割合は、被害者の数に比べて桁が違うくらい少ないという実態がある。現在でも2％しか保護されていない、では98％の人たちはどうなるのか。

虐待サバイバーを放置することの社会的コスト

和田　アメリカだとどのくらいの保護率なのかはわからないけど、アメリカはとにかく虐待を発見したら通報されるし、車に子どもを一人で置いておくだけで逮捕される社会です。これは僕の予想だけど、アメリカ人たちも馬鹿じゃないし、心理学者も沢山いるから、経験的に虐待親に育てさせておくと、社会的にまずいことになるのがわかっている。銃社会を守るためにも、虐待サバイバーはなるべく作らないというのがアメリカの基本方針だと思う。

羽馬　安倍元総理を銃殺した山上徹也みたいな虐待サバイバーがそこら中に自分たちの地域にいるような状態が、アメリカなのだと思います。一般の人にとっても、何とかしてくれないと自分の命がないという危機的な状態だから、アメリカは国家対策として虐待問題に取り組んでいるのだと思います。

和田　そう思います。虐待されたままの子どもを放置しておくと、いつ虐待サバイバーが銃の乱射を始めるか分からないというような状態であることをアメリカの人たちは薄々、気が付いているから、虐待を見つけたら施設に保護するというのが当たり前になっているわけですよ。

羽馬　日本でも、京アニの青葉被告も虐待サバイバーじゃないですか。若干、虐待の被害歴は報道されていますが、ほとんど焦点を当てられていないという実態があり、残念に思います。

和田　結局、京アニの事件を取り扱うにしても、二度と同じような事件を起こさないようにしようとかって言うけれど、じゃあ何をするの？　という話になったとき、せいぜい、青葉被告に死刑判決が出たら、「やっぱりあのような凶悪犯罪を起こしたら死刑になるんだ」と言うくらいです。でも、死刑が次の凶悪犯罪の加害者の抑止力になるかと言われたら、それは疑わしい。大量殺人をやる人たちの中には、アメリカで言うところのスーサイド・バイ・コップ（拡大自殺）みたいな心理がはたらいていて、派手に目立って人を殺して死刑になって自殺をするという発想になっているわけだから。そういう心理を起こさないようにするためには、もちろん、あなたがこの本で指摘したようにSSRIという薬の問題もあるのですが、虐待サバイバーを一人でも作らない、虐待を発見したら、とにかく施設できちんと育ててあげるというアメリカ型に日本もしないといけないと思います。

でも日本のテレビ局は、京アニのような事件は内心、喜んでいると思いますよ。

羽馬　視聴率が取れますからね。

和田　そうなんです。はっきり言ってテレビ局は、京アニ事件みたいなものが頻繁に起きてほしいと思っているわけですよ。月に1度、京アニのような凶悪犯罪が起きてくれれば、ウハウハ喜んでいるような人たちなんです。なので虐待サバイバーをアメリカみたいにちゃんと施設で、愛情的環境とカウンセラー付きで育てていこうという提言をしたら、「視聴率が取れなくなるじゃないか！　そんな提言はやめておけ！」というのが、テレビ局の上層部の考えだと僕は思う。テレビ局がいかに汚いかというのを国民は知らなすぎだと思います。

羽馬　先ほど、虐待サバイバーを支援する法律がないと言いましたが、一つだけ法律がないのに国が予算を付けたものがあるんです。それは「ひきこもり」の支援で、ひきこもりの息子が父親を殺してしまって、マスコミはひきこもりを殺人鬼予備軍だという報道をしました。そうなると、国も動かざるを得なくなって、ひきこもりの実態調査をし、ひきこもりの支援に予算を出すようになりました。ただ、支援の実績のあるＮＰＯが日本になかったので、補助金詐欺のようなことが起きていて、ひきこもりの人も適切に支援されているとはいえない状態ではあります。正直、虐待サバイバーもそういう報道の在り方にもっていかないと、国はまったく動かないのではないかと思っています。

和田　おっしゃるとおりで、京アニの事件についてまともなテレビ局の上層部が、「虐待サバイバーという存在の人たちがちゃんと愛情のある環境で育たないと、これからも時々、こんなことが起きるよ」と伝えれば、日本人というのは社会防衛の大好きな国民だから、コロッと風向きは変わると思うのだけど。

僕も今、高齢者の免許問題に立ち向かっているわけだけど、結局、何も調べないで池袋の事件も福島の事件も、高齢者の年齢のせいで起きた事故だとテレビは報じたわけです。若者の方が事故を起こしているという統計があるのにです。高齢のせいで起きた事故だという証拠が何もないのに、どんどん高齢ドライバーは危険だと報道して、高齢者に認知機能テストを受けさせて、その順番待ちが3ヵ月とかになり、免許の更新ができない人がたくさん発生するようなことが起こっている。高齢者は、運転免許の返納によって要介護になる人が増えているわけだけど、最近、アメリカのジャーナル紙のJournal of American Medical Association（JAMA）に出た論文を読むと、アメリカでクラッシュを起こすレベルの交通事故の8割の人は、実は運転障害薬を飲んでいたということが調査結果で判ったんですね。でも、そのようなものは絶対にテレビは報じないわけです。薬のせいだということになれば、テレビ局はスポンサーが減るからです。なので、高齢者がどんなにひどい目に遭おうが、製薬会社から金をもらいたいから高齢のせいで事故が起きるということにしている。

羽馬　高齢者の薬もそうですが、複雑性PTSDというのは、化学の薬で治る病気ではないので、製薬会社の利益にならないじゃないですか。この20年間、発達障害の人を過剰診断して薬漬けにして儲けてきたわけですけれど、発達障害はそういう意味で、精神科も福祉の現場も金儲けにつながるから支援されている。発達障害は、法律もできて20年近く経って福祉の支援もそれなりに充実してきているわけです。結局、複雑性PTSDは医者や製薬会社の金儲けにならないし、治療には時間ばかりかかるという状態だから放置されてしまっているのだと思います。

和田　羽馬さんとか保護されなかった被害者には申し訳ないけど、やはり、今できることを考えると、社会的養護への保護率2％という実態を80％くらいまで上げて、複雑性PTSDになる人が少しでも生まれないようにするということだと思いますよ。
羽馬　そうですね。まあ、施設は施設で課題はたくさんあると聞きますが、虐待環境から逃れられることがまずは第一だと思います。

必要なのは薬ではなくカウンセリング

和田　施設に課題はあっても、虐待家庭で虐待されながら育つよりはよっぽどいいわけです。治療者の養成についてですが、日本の最大の問題点は、82もある医学部で大学の自治と称して医学部の教授たちを医学部の教授が決めるから、僕らみたいにカウンセリングを専門としている医師が精神科の教授選に出て、不戦敗も沢山あるのだけど、82連敗なわけです。そうなると、日本の医学部に一人もカウンセリングを専門とする精神科医の教授がいないわけです。そのような状況では、メンタルヘルスなんて守られるわけがない。なら、臨床心理士にやってもらえばいいではないかと言うのですが、臨床心理士の平均年収が300万〜400万円という状況で、本当に心のケアなど要らないと思っているのだと思います。
羽馬　臨床心理士さんたちも、最近はSE（ソマティック・エクスペリエンシング）などのトラウマ治療を勉強している方は結構増えてきたように思うのですが、病院で保険適用にならなかったり、医者が利権を牛耳ってしまってやらせてもらえないという話をよく聞きます。私も過去に、臨床心理士さんからSEの治療を受けましたが、ものすごく身体がリラックスして、数ヵ月は解離も起きなくなりました。複雑性PTSDは精神だけの病気ではなく、自律神経系が固まってしまっている脳や身体の病気でもあるから、SEの治療だけで複雑性PTSDが治るとは思わないけど、受けられるなら受けた方がかなり症状は改善されると思います。だけど、1回1万2000円くらいかかるので、貧困者の多い虐待サバイバーには継続して受けることができない治療となっています。

和田 そのとおりの実態がありますよ。だから、臨床心理士も公認心理師という形で国家資格にしたわけだけど、国家資格を流行らせるためには、例えば、作業療法士とか理学療法士は、今は看護師並みに給料が上がっている。なぜそうなっているかというと、老人保健施設や療養型病院などでは、何床に1人という配置義務ができたからです。看護師も今、給料が上がっているのは、7対1といって、入院患者さん7名につき看護師1名が配置されることになったからです。

これまで武見敬三という厚生労働大臣だったけど、厚生労働行政がひどすぎるから虐待サバイバーは世間がほとんど知らない存在だし、世間に冷たくされている。虐待サバイバーだけに限らず、ストレスチェック制度が50人以上の企業で義務化された中で、高ストレス者は産業医が医者を紹介するということになっているのだけど、一般的にストレスチェックで悪い点を取る人というのは、薬で治すよりカウンセリングで治さないといけない人が多いわけです。ところが、そういう体制がまったくできていないのにストレスチェック制度だけ作ってしまったわけです。そうなると、高ストレスと判定が出た人が、行き場がないという状況になっていて、仕方がないから近所の心療内科に行ったら適当な薬を出されて、5分しか話を聞いてもらえない。5分は話を聞かないと精神科の通院カウンセリングが取れないから、ちょうど5分こっきり話を聞いてもらって、さっさと帰されるということが続出しているのです。

羽馬 薬漬けにされて治らないどころか、余計に病気にされている。

和田 そうですよね。結局大事なのは、医療改革の前に医学教育改革とか、職場環境などメンタルヘルスの背景になる環境を何とかしていかないといけないのだと思います。

羽馬 ストレスチェック制度で高ストレスの判定が出る人は、あまり薬で良くならないとおっしゃいましたが、複雑性PTSDに起因するうつ病や双極性障害などの感情障害というのも、通常のうつ病や双極性障害とどこか違っている印象があって、薬を飲んでもあまり良くならない印象があるのです。

和田 それはあるかもしれません。そもそも論として、これは厚生労働省も認めていることなのですが、25歳未満の人にはうつ病の薬が効かないから、なるべく使わないようにという通達を出しているんです。僕らが診ているような高齢者のうつ病というのは、セロトニンという神経伝達物質が加齢とともに減少している人が多いから、わりと薬でうつ病が良くなるケースが多いのだけど、若い人のうつ病に薬が効かないというのは、日本でもうつ病学会も厚労省もやっと認めている状況がありますから。

羽馬　若い人のうつ病に薬が効かないというのは、セロトニンの減少とかではなく、物事をネガティブに捉えるような認知の問題とかでしょうか？

和田　認知の問題もあれば、現実のストレスの問題も大きいでしょうね。なので、カウンセリングがちゃんとできる治療者を育てるのが急務なのに、どうしてなのか、何かの政治的な圧力がはたらいているのか、あるいは、厚労省があまりに無知なのか、どちらなのか僕には分からないですけど。確かに、製薬会社の利権がらみというのはあると思いますよ。でも、言うほど精神科の薬って、それほど高額ではないですから。

羽馬　製薬会社は、精神科ではもうあまり利益にならないから、精神科から撤退し出しているという話は聞いています。

和田　おっしゃるとおりです。唯一、金になるのは認知症の薬。年間200~300万人のニーズがあると思ってアルツハイマー病の治療薬をエーザイ株式会社とかの製薬会社が出すわけですから。怖ろしい話なのですが、外資が多く製薬会社を買うようになってくると、薬が手に入らなくなる可能性がある。日本の薬価というのは厚労省が決めているのですが、外資系の会社から見ると、「こんな薬、作るのをやめてくれないか」というような値段なんです。薄利多売でいわゆる多剤併用で売っているような状況ですから、非常に良くない状態だと思いますよ。日本の比較的有効性が確立されている古くからある薬を、外資はゴミのような値段とみなすので、作らなくなる可能性があるということです。現実にそういうことが起こっています。

ジャーナリズムの役割

羽馬　話は変わりますが、そもそも心的外傷とか虐待を受けた人が大人になったら、複雑性PTSDのような病気になるという理解がない状態に日本はあると思います。実は最近、映画が趣味になって映画館でよく映画を観るのですが、意外と虐待サバイバーを描いた映画が多いなと思ってビックリしています。

和田　多いよね。その前はレイプトラウマだったのだけど、アメリカの女優のジョディ・フォスターが主演した『ブレイブ・ワン』とか、とてもいい映画があるのだけど、少なくとも、アメリカ人の間ではいわゆるトラウマが人間の心を破壊するということは、共通理解としてあるんです。でも日本はどうでしょうね……。

羽馬　映画を観ていて思うのが、映画監督が虐待サバイバーを子ども時代の不幸だったと描いていて、大人になってからの虐待の後遺症は描いていないものが多いんです。なので、心的外傷というものが大人になっても残るということが全く解っていないなという作品が多い印象があります。虐待サバイバーを描く映画監督も、世間の認識とほとんど変わらないと思います。

和田　だと思いますよ。でも、世間の認識というのは難しいよね。僕は医者だから、結局、もうちょっと少なくとも虐待されるという子どもを減らしてほしい。あるいは、カウンセリングができる医者が教授でないのだったら、私がアメリカで留学したのは精神医学校といって医者になった人を4年間かけて精神科医にするというところなのですが、そういうものを沢山作るとか、臨床心理士の地位をもっと上げていくとかを地道にやっていくしかないと思います。あとは、まともなルポライターを一人探すしかないのではないかと。つまり、京アニ事件とか光市母子殺害事件にすべて共通しているのは虐待だったというようなことを、かなり売れっ子のルポライターに書いてもらうのがいい気がする。というのは、日本人というのはマスコミに弱いから。あなた、今いくつか分からないけど。

羽馬　41歳です。

和田　トラウマって言葉って、1995年までは誰も知らなかったはご存知ですか？

羽馬　阪神・淡路大震災の時に知れわたった言葉ですよね。当時、私は小学5年生でした。

和田　阪神・淡路大震災と地下鉄サリン事件です。その後は、トラウマとPTSDが一般用語になっているわけです。病気への誤解も多いですが、知名度は圧倒的に上がっているわけです。僕はアメリカに1991〜94年に留学して当時のアメリカはトラウマブームだったから、ほとんどの心の病はトラウマがらみだと言われていて、拒食症も過食症もトラウマがらみだとか色んなことが言われていたわけですが、日本に帰ってきて、誰もトラウマのことを問題にしないから、なんて国なんだと思っていたわけです。それが、1995年になった途端に、誰もトラウマのことを精神科医でさえ問題にしていなかった国が、一般人でトラウマという言葉を知らない人はいない状態になってしまった。

羽馬　トラウマという言葉は、みんなが使うから認知はされたけど、軽い言葉になっていると思います。

和田　そう。だから、虐待サバイバー問題にもちゃんとしたジャーナリストが必要です。僕だって今、薬害の交通事故というテーマで、どこかマスコミがちゃんと書いてくれないかなと思っているんだけど、NHKでさえ動きが悪い。薬がらみというのは、利権という問題じゃなくて圧力ですよ。テレビで報じるなという圧力がかかっているから難しいのです。だけど、まだ虐待の被害者が凶悪犯罪を起こしているという事件の方は、ジャーナリストにその実態を書くなという圧力はかからないと思うから、そういう人が現れるといいなとは思いますよ。

羽馬　しかし、ルポで京アニのような大きな事件の加害者の被害性を書いたりすると、遺族とか関係者が多いじゃないですか。正直、遺族や関係者からジャーナリストが恨まれるから怖くて書けないということになると思うのです。京アニの青葉被告の鑑定医も妄想性障害のような微妙な鑑定を出しているじゃないですか。あの鑑定結果には違和感があったのですが、結局、鑑定医もビビッてしまって、医療観察法に持ち込まれたくないから、あの鑑定結果にしたのかなと思ったのですが。

和田　そうだと思いますよ。山上徹也にしてもですが、むしろ、彼は妄想性障害とかで責任能力なしにしてしまうのではないかなと思ったんです。なぜかというと、あれだけの情状酌量の要件があって、殺したのは一人ですから、死刑にできない。死刑にしたらしたで、偉い人間を殺したら死刑になるのかとか、またそこでバッシングが来るから、妄想性障害を原因にしてしまって統一教会が原因ではないと、ろくでもない鑑定書を書く医者は絶対にいるからね。

羽馬　秋篠宮家の眞子さまが複雑生PTSDだと診断して、世界精神保健連盟（WFMH）の理事長に就任という大出世をした医者もいましたね。

和田　そういう政治的な医者は探せばいくらでもいるから。

複雑性PTSDを作り出さないことが最大の解決策

羽馬　話は変わりますが、精神科医や福祉職でも言えることだし、私たち虐待サバイバーの当事者が他の虐待サバイバーに関わる場合でも同じことが言えるのですが、複雑性PTSDの人は認知の歪みがひどかったり、パーソナリティ障害を合併したりしていて、どうにもならないお手上げのケースを多々見ます。本人のメタ認知も低い場合だと、年齢とともに自己修復もできない虐待サバイバーがそれなりに多いと感じます。こういう困難事例をどうしたらいいのかというのがずっとあって、私も色んな虐待サバイバーに関わってきたのですが、「自分が被害に遭った！」という被害の認知が本人の中では真実のままいってしまって、時間が経って冷静になっても客観的に振り返りができないのです。京アニの青葉被告も、事件から5年経っても京アニから自分の作品をパクられたという被害の認知が改善されていないです。そういう認知の歪みが治らないままいってしまうケースは、どうしたらいいのでしょうか?

和田　トラウマがらみの病気というのは、残念ながら一定数、少なくとも現代医学では治しようがない人はいると思います。認知療法だって、やはり自分から治りたいとか、自分から認知の歪みで困っているから何とかしたいという話にならないと、やはり治っていかないのです。そういう意味で、ちょっと残酷なようだけど、先ほどから言っているように、治療は困難だと思います。だから、どう虐待されている子どもを保護するかだとか、どう虐待サバイバーの生活を支えていくかだとか、複雑性PTSDになる人を作らないということしか対策がないでしょうね。

羽馬　私もそう思います。あと、複雑性PTSDを知っている精神科医でも、虐待サバイバーに関わると二次受傷が激しいじゃないですか。解離したり、攻撃性が非常に強いからです。そうなると、精神科医が「もう複雑性PTSDの患者は診たくない」となってしまっているケースはわりと多いと予想しています。虐待ケースを診ている治療者でも、大人より攻撃性がマシな子どもの虐待ケースしか関わりませんよという精神科医を何人か知っているのですが、それって治療者側が、大人の虐待サバイバーがトラウマになってしまっていると思うのです。

和田　親切にしたのに逆恨みをされるみたいなことが平気で起きるのが虐待サバイバーで、アメリカでも問題になっていることだから、今の医療体制の中で、治療者側を責める気にはなれないです。
羽馬　でも、親切にしたのに逆恨みが起きる心理は、複雑性ＰＴＳＤの当事者の私には分かりやすいのです。優しくされた経験が少ないから、ちょっと親切にしてくれる人が現れるとその人に極端に依存的になる。そして、ちょっと期待外れが起きると、裏切られたという傷付きが大きくなるから、簡単に愛憎になってしまうのです。そこに解離性障害も絡んでくるから、攻撃人格になると、愛憎で攻撃がとまらなくなる。本人もどうにか逆恨みでの攻撃を止めたくても、どうにもならなくなるのです。
和田　わかるのですが……。僕も「あなたは精神科医だろ」とか言われることが多いのですが、仕事でやっている以上、もう少しカウンセリング・マインドを持ちましょうとか、もうちょっと共感しましょうとか、もうちょっと患者さんに愛情を向けましょうとか笑顔を見せるためにマスクを外しましょうとか、そういう一般論の教育は、もう少しマシな教育ができると思いますよ。だけど、複雑性ＰＴＳＤの治療困難例に対して、精神科医である以上必ず向き合わないといけないなんて話になってしまうと、おそらく精神科医の人たちが逃げる口実を探して、精神科医ではなくて私は心療内科医ですからとか、もっと適当な対応に余計になってしまう可能性があると思います。
羽馬　そうですよね。虐待サバイバーかどうかは分からないのですが、２０２２年に大阪の梅田の精神科クリニックが患者に放火されて、臨床心理士などのスタッフも含めて26人が死亡した事件があったじゃないですか。あの梅田の精神科クリニックはリワーク（復職支援）をやっていたのですが、あの事件の後には、リストカットやODをした経験がある患者は、お断りするリワークが一部、出ているそうです。

和田　日本という国はコロナになってから、医者のくせに発熱患者はお断りというのがまかり通る国だから、発熱している患者を診ないってお前は医者か！　と言いたくなるヤツが多くて、医者がコロナが怖くて発熱患者をお断りしていたわけです。複雑性ＰＴＳＤにしても同様で、医者自身が怖い患者は診たくないということは事実、ありますよね。日本の医療というのは、誰でもかかれる代わりに、たくさん診ないと利益が出ないシステムなのです。薄利多売型の医療だから、複雑性ＰＴＳＤの困難例に医者に向き合えというよりは、僕らがせいぜい言えることというのは、もうちょっと、ふつうにカウンセリングをするとか、ふつうにＥＭＤＲ（眼球運動による脱感作と再処理）を習うだとか、そういうことができる医者をちょっとずつ増やしていけば、稀に使命感のある人が出てくる可能性があるよねという話だと思います。ふつうにもう少し、薬一本槍の医者でない人が増えてほしいなというようなことしか言えない状況にあります。

羽馬　一作目の手記で愛着障害があることを赤裸々に書きましたが、愛着障害は自分の中で一番隠したい、最も恥ずかしいと感じるものでした。自分の裸を見られるより、恥の意識が強烈

に強いものでした。でも、勇気を出して、愛着障害があることを正直に書き出したことで回復できたのではないかと思っています。

和田 そうでしょうね。愛着障害があることに気が付くことだとか、周りに知ってもらうということは大事だと思うけれど、愛着障害の患者さんをどう扱うかはあまりに難しい問題だと思います。でも、あなたが愛のある治療者に出会えたというように、愛のある治療者というのは本当に必要だと思います。本当に、複雑性ＰＴＳＤは運がよくないと治せないし、治らない現状があるので、きちんとケアができる児童養護施設をもっと増やして、複雑性ＰＴＳＤの人たちを作らないことが大切だと思います。

羽馬 同感です。虐待サバイバーは、虐待によって脳が破壊されたからかもしれませんが、本人のメタ認知がとても低いケースが多い。良い治療者に出会えても、そういう虐待サバイバーは治らないケースを、多々見ています。あと、生まれ持った能力の差や理解ある支援者に若い時代に出会えたかなどの環境要因によっても回復に大きく差が出ています。私も、複雑性ＰＴＳＤにならないようにするしかこの問題は解決策がないと思っています。私の札幌の元主治医のように、愛のある治療者の存在もとても大きいと思います。そういう治療者がもっともっとこの国で増えてほしいと切に願います。

（２０２４年11月５日、オンライン対談）

羽馬千恵（はば・ちえ）
1983年、兵庫県赤穂市生まれ。虐待被害の当事者として、社会に必要な支援などを啓発している。著書に『わたし、虐待サバイバー』（ブックマン社、2019）。

心の傷と、ともに生きていく
――複雑性PTSDを乗り越えるために私がしてきたこと

2024年12月20日　初版第1刷発行

著者 ――羽馬千恵
発行者 ―平田　勝
発行 ――花伝社
発売 ――共栄書房
〒101-0065　東京都千代田区西神田2-5-11出版輸送ビル2F
電話　03-3263-3813
FAX　03-3239-8272
E-mail　info@kadensha.net
URL　https://www.kadensha.net
振替 ――00140-6-59661
装幀 ――北田雄一郎
印刷・製本―中央精版印刷株式会社

ISBN978-4-7634-2151-7 C0095